超預防醫學

改變命運的新醫療法
重返青春的關鍵對策

總策畫／星醫美學集團創辦人

林信一

共同作者

吳孟憲／林主培／林道隆／洪子琄／傅筱芸／張聰麒／鄭慧正

（按姓氏筆畫排序）

內外兼修，健康之美

我是大家眼中不務正業的「醫美老闆」。

該怎麼介紹我自己呢？我讀法律系畢業。但出社會後的工作是當房仲，因緣際會下認識了整形外科跟皮膚科醫師，在 2008 年投資了第一家醫美診所。當時大家對於醫學美容相當陌生，醫美要普惠就應該有更多人將自身體驗與心得分享給大眾，而我太太因此也開啟了我們經營社群意見領袖 (KOL) 見證的靈感，她現在也是位知名 KOL- 子犬。這一路走來十多年，我們始終堅持「用戶體驗」最佳化，不論從線上口碑好評推薦經營，到線下實體門店的服務流程，我們都已經可以透過實時的監測，用數據來進行管理給予用戶更好的體驗與感受。

現在我們共有 15 家星醫美學院門市、39 家星和愛漂亮門市，策略合作 15 家醫美診所，但我常在想，外表可以透過醫學美容為用戶帶來自信，那內在的健康呢？

2017 年我太太被檢查出肺腺癌 1A 期，明明不菸不酒、生活作息正常怎麼會突然被檢查出這個重大傷病，唯一能慶幸的是幸好有定期全身健康檢查，才能早期發現並切除，不然台灣得肺癌的人，有八

成都是末期發病,很難救。從這時期開始,徹底想了解台灣醫療技術,希望透過醫療的力量讓更多人不再因病求助無門,因此,我的公司深入大健康市場,接觸眼科、牙科、再生醫學領域以及幹細胞治療。

2011 年初次接觸幹細胞,心裡覺得一定是個救命法其一,但是因為法規等複雜問題,幹細胞像是霧裡看花,它到底能幹嘛?直到 2022 年的現在,因為特管法通過以及更多臨床實例,更加深我投入幹細胞治療發展的衝勁,因為它真的可以救人命!尤其在後疫情時代,影響了大部分人的身體狀況,不論是生理或心理上,對於健康認知與知識科普更為理解重視。

近期,身邊也多了猝死或罹癌的案例,這也加速了我對於醫療整併的思考,還可以做些什麼?來防止或預防這些事的發生,讓大家對於生老病死,可以不是那麼的抗拒、或被迫突如其來的接受?也因此有了這本書的誕生。

《超預防醫學》這本書,整理了這十幾年來,我與各個醫療權威領域專家一同希望帶給大家的「健康」觀念。上醫治未病,我們希望透過各種創新醫療技術,讓更多人可以用更日常的方式理解醫療,提早預防疾病的發生,甚至是疾病發生時該如何選擇更有效的醫療技術來治療。書中的專業資訊,是我們研究眾多文獻資料的精簡易懂版,希望讓醫學可以更加平易近人,讓更多人可以了解什麼是超預防醫學,能夠幫助更多人。

星醫美學集團創辦人暨執行長
林信一

來自公共服務和國際醫療的「再生」感動

再生，等於再一次的機會，重生，多麼難能可貴。人生，我們都渴望有彌補，修復錯誤的機會和能力。時間長河，過去現在未來，霎時間界限，因此不復存在。

我曾經 3 次到非洲義診，由於當地醫療資源匱乏，民眾若有外傷，就會面臨長期慢性傷口的折磨。我去的國度，幾乎沒有外科醫師，所有治療可遇不可求。我在台灣偏鄉和非洲大陸，日復一日，深刻體悟生命的不可預測性，脆弱和無助，以及付出助人的喜樂。

邏輯上，人事物都該有再生契機，包括關鍵的上層政治結構。歷盡千帆，一切浴火重生，這也是我最後轉而投身公共服務組織的終極體悟：「美好付出，光陰不負，靈魂永記」。

有一年我再次造訪非洲史瓦濟蘭，見到了我之前動過手術的唇裂患者。才一年，小女孩就長大不少，煞是害羞，躲在媽咪懷中。看著她小小臉上，唇裂恢復情況良好，沒有明顯疤痕攣縮。相對的，資源更落後的聖多美·普林西比患者，就沒那麼幸運。在非洲，過去認為簡單的事，都演變的極為不易。我最常治療的疾病類別，包括唇顎裂、燒燙傷、良性與惡性腫瘤、蟹足腫等，幾乎得充當全科全

能醫師。術後照顧與追蹤困難,加上當地衛生物資條件不佳,患者極易惡化,變異性極大。淚水和汗水交織的義診歲月,倘若能有較為進步的再生醫學療法,修護和免疫系統就能迅速治療疾病。如此一來,爭取了時間,既平衡了非洲資源匱乏的缺點,也免去「遠距醫療」焦慮。這不是科幻小說,而是即將成真,普及全球的無國界願景。

細胞,是神給予救贖的禮物,比人類想像的更簡單直接。誠如《菜根譚》「藏巧於拙,用晦而明」,一顆顆基本單元,構築了人類全身星河中最璀璨的星星。

2015 年「八仙塵爆事件」,造成 15 位民眾死亡,燒燙傷面積 80% 以上計 41人,面積 40～80% 計 240 人,輕傷近 200 人。台灣整形外科醫師,集體動員,為所有燒燙傷患者盡心盡力治療之外,再生醫學細胞治療,也初試啼聲派上用場,逐步突顯它在 21 世紀的重要角色。

COVID-19 疫情之後,病毒透過呼吸道肆虐,人類終於體認「肺臟」,自古以來各經典強調它於健康的重要性。壞運清零,幸福共存!幹細胞研究和臨床經驗,亦在這幾年成為顯學。

身為理事長和醫學研究者,我本人亦受惠於細胞治療良多,無論健康或是外表。期待《超預防醫學》一書的出版,能有助衛教國人對預防醫學與再生醫療科技的尖端知識,逐步建立科學生活方式,過一個高品質的健康青春人生。

台灣美容醫學產業全國聯合會 理事長

蔡豐州 / 醫師 / 醫學博士 / 教授

窺探健康密碼
日常生活就能趨吉避凶

古代許多帝王曾經嘗試尋找長生不老藥，希冀能夠維持其盛世。壽命有其終點，人終有一死，但隨著科技進步及基因研究發展，人類的平均壽命愈來愈長，我們雖然無法不死，但「凍齡」或「延壽」已不再是遙不可及的目標，關鍵就在日常生活我們如何對待自己的身體。

人體如同一台機器，隨著使用時間會持續磨損，因此適當且定期的保養十分重要，藉此延長使用期限。然而，人體與機器的不同之處在於，每個人的基因不同，若是能夠客製化針對先天弱項加強，將更有效益。

生為現代人，最大的幸運就是能夠在無數偉大前輩辛苦種下樹木的樹蔭下乘涼！隨著現代精準醫學發展，人類的基因不再是難解的秘密，可以透過基因，更加了解自己的身體與健康狀態。藉由基因檢測了解細胞凋亡、身體老化的程度，也能應用基因檢測及早發現疾病基因。雖然上天賦予的我們無法改變，但透過改善後天的生活習慣及方式，有助延壽、進一步預防癌症發生。

精準醫療的時代來臨，醫療行為已由一般的疾病治療，漸漸邁向早期診斷及預防保健，真正做到「上醫治未病」的境界。讓每一個人都能獲得個人化的保健及診療，不僅可以降低醫療成本，減輕社會經濟負擔，更是在我們終有盡頭的生命當中，提高生活品質、完成自我實現，圓滿自己的生命意義。

臺中榮總神經外科主任

楊孟寅 / 醫師

掌握超預防醫學
避免牙周的問題日趨嚴重

長久以來自己刷牙都會流血，一直以為是太用力或牙刷毛太硬，沒想到牙醫師檢查出這竟是牙周病的前兆。醫師表示從 X 光看我的牙齒有較深的牙結石，建議透過水雷射來治療，因為若不處理，牙結石與牙周病的致病菌會藏在牙齦溝深處，久而久之牙周組織就會受到嚴重破壞，引發掉牙危機！

牙醫師表示過去傳統的牙周治療會需要開刀將牙齦肉翻開，刮除出裡面的結石與污垢，因此會造成較多的出血，傷口的復原時間也會比較緩慢。使用水雷射的方式，則能以細探頭深入牙齦，透過雷射光源與水分子結合，讓水分子吸收雷射光能產生高速動能與熱能，把淺層和深層的細菌與結石清理乾淨。整個過程不太有痛感，我還真第一次有這麼舒服的看牙體驗。

醫療技術日新月異，很開心牙齒治療也能有這麼新的醫療方式，也慶幸還好即早發現牙周病前兆，避免牙周問題惡化。

有正確的預防醫學知識真的很重要，《超預防醫學》是一本簡單易懂的醫學科普書，根本就是看故事懂醫學，輕鬆程度不亞於看我的影片，你一定會有很多收穫。

百萬 Youtuber / KOL
蔡阿嘎

台灣口腔癌發生率世界第一
預防關鍵在你我日常

頭頸癌之一的口腔癌在台灣盛行率及致死率皆與日俱增，根據統計，近 5 年發生率成長了三成，根據台灣癌症登記中心研究顯示，台灣口腔癌發生率高居世界第一，對國人健康影響甚鉅。若能早期發現，正確治療，早期口腔癌的治癒率可達八成以上。我國政府自 99 年起將口腔黏膜檢查納入預防保健服務，根據國外研究顯示，提供口腔黏膜檢查可有效降低 4 成口腔癌死亡率。然而，要根本杜絕癌症找上門，最重要的方法仍是「遠離致癌物」：菸、酒、檳榔。在台灣研究報告中已知檳榔是主要的禍首，發現單獨嚼檳榔的致病危險率已達 28 倍，更遑論檳榔、吸菸、喝酒一起來的「三合一族」，致病率高達 123 倍。

所謂「上醫治未病」，即是「預防勝於治療」，預防最為重要且為根本，過往「預防醫學」只是個模糊的概念，大多數人不甚了解其所帶來的益處。我們可以將預防醫學理解為，用各式預防方法來阻止疾病發生，幫助遠離罹患疾病時所需要承受的治療。

《超預防醫學》是很不一樣的醫學科普書，不僅是預防醫學，也提供大眾許多新的醫療科技應用知識，引領民眾認識更多有別於傳統認知的疾病治療方式。相信透過這本書，能使預防醫學的概念更加普及化，對於對抗影響健康、壽命相關的疾病將是最關鍵的第一步。民眾若能並善用資源、定期評估健康風險，了解自身狀況，並於日常實踐健康促進，就能及時為健康把關！

中國醫藥大學附設醫院頭頸腫瘤科主任

花俊宏 / 醫師

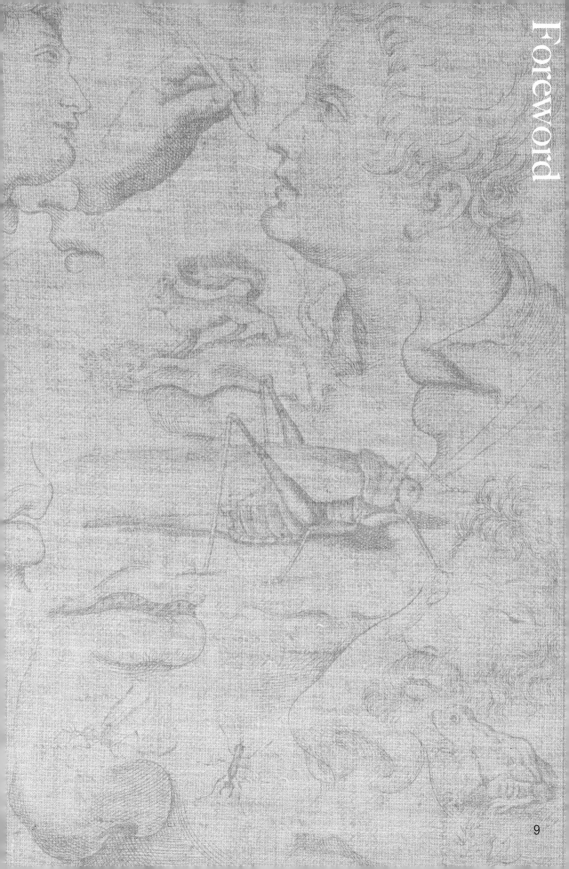

CONTENTS

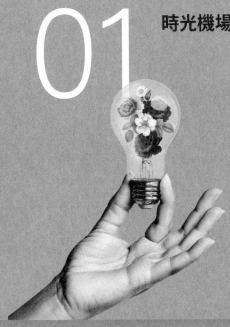

01 時光機場：重返青春的 4 道門

光的奇蹟：人類駕馭了光 02

03

再生的奇蹟：體內藥局營業中

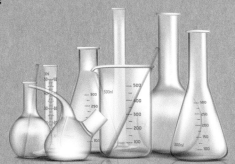

青春對策：明天會更好

04

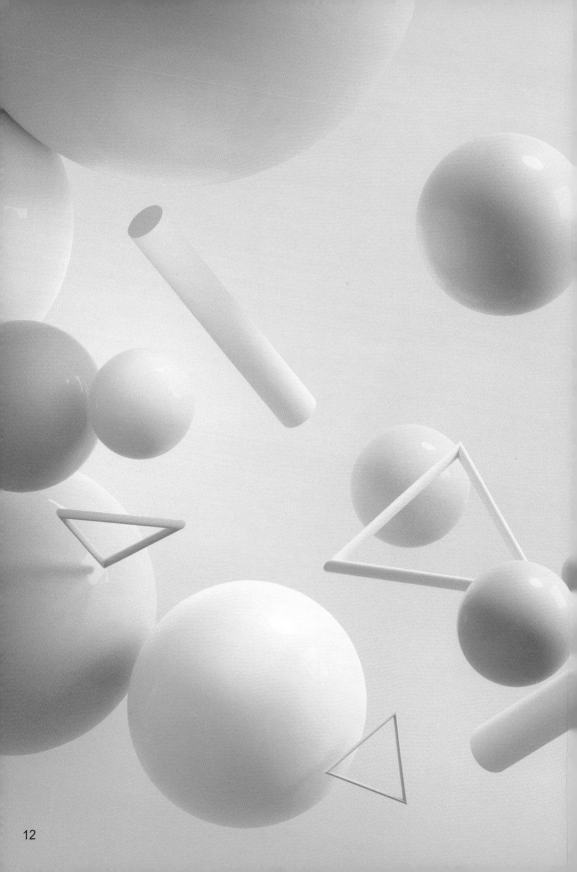

CHAPTER 1

時光機場 / 重返青春的 4 道門

許多人的童年回憶～日本漫畫《哆啦 A 夢》最終回，80 歲的大雄臨終前跟他的好朋友哆啦 A 夢說：「感謝你的陪伴，我死後就請你回到原來的世界，好好生活吧。」

陪伴大雄一生的哆啦 A 夢捨不得好朋友離開，於是用時光機回到大雄小時候，對他說：「嗨，我是哆啦 A 夢，來自未來世界，請多指教。」一切重新開始，故事繼續精采。

這個結局不知道讓多少人爆哭，但根據官方說法，創作人藤子不二雄一直到過世前都沒有畫出結局，這只是網友們的創意。

雖然眼淚白流，但如果能擁有那台「大家都想要的時光機」好像人間的所有問題都能解決。最好能再加上一道任意門，門一開，上班不會遲到、塞車不用煩惱，想去哪裡都能直接抵達。

其實時光機早就有了。

以三高來說，透過藥物與健康促進，能讓人穩定血壓、降低血脂與血糖，雖然身體無法回到過去，但健康可以重返年輕時的最佳狀態；而醫療行為正是一種時光機器，不僅能回到過去、重塑健康歷史，還能預測未來。各種頂尖科技就是任意門，能省去舟車勞頓、焦慮不安的辛苦，直接前往目的地。

想回到過去人生的美好時光，現代科技，真的做得到。

睡夢中人間登出並不浪漫

你覺得你會活到幾歲呢？

內政部 110 年最新的統計調查，國人的平均壽命來到 80.86 歲，男性高於全球平均水準 7.5 歲、女性高出 9.3 歲，原來台灣人這麼長壽。不是要去比誰活得久，而是要能活得健康走到最後。我們的「不健康餘命」也很高，最新數字是在死之前平均要痛苦 8.47 年，因此很多人應該都是「不怕死，卻很怕生病。」

人生邁入中年，上有年邁父母、下有學齡子女，我開始思考生命的議題。故事要從打呼（即打鼾）開始說起。

我睡覺時有打呼的習慣，過去的認知不外乎是工作太累、睡太沉，因為太座很體諒也沒有抗議，在自以為不影響生活的情況下，從不認為自己的健康有問題。一直到身邊好幾位朋友夢中猝死，以及多位無預警人間登出的名人，他們不僅正值壯年也無相關病史。這才驚覺，是否有天我也會躺下去就醒不來？於是開始正視這個問題，結果一查發現事情還真有點大條。

《英國醫學期刊（BMJ）》研究，有睡眠呼吸中止症的人，猝死機率將高出一倍。近 50 % 的人都是先打呼，接著就會「暫時停止呼吸」，可怕的是自己完全無感。這種躲在暗處、趁你睡覺時偷襲的健康問題最難防，它還是心臟病、高血壓與中

風的兇手。尤其若是阻塞型（Obstructive Sleep Apnea, OSA）的患者，中風機率會高出一般人 3 到 4 倍，未來的失智風險也會比常人高。

誰是睡眠呼吸中止症的高危險群？

1. 習慣性打鼾 (即打呼)
2. 脖子粗短、肥胖、下巴短或後縮
3. 懸壅垂過長、扁桃腺肥大
4. 男性高出女性 2 到 8 倍
5. 體重大於理想值 120% 以上
6. 內分泌疾病
7. 酒精、鎮定劑與安眠藥的重度使用者

快接近全壘打了！這些常見的危險我至少中了 80%。事不宜遲，快找專業的處理。

不想猝死？先整牙、再揪出心跳小偷

就診後醫師看到我的第一句話就鐵口直斷：你一定沒睡好！

我臉上三條線，怎麼會？我睡得很好啊。但醫師也沒說錯，睡眠品質不好我自己感覺不到，因為睡得熟不代表睡得好，打呼就是呼吸道在抗議。但身旁的人肯定睡不好，因為我的鼾聲太惱人。

阻塞型的睡眠呼吸中止，是因為入睡後氣道的反覆塌陷。我們的口、鼻與咽喉是由許多小肌肉組成，沒有骨骼支撐，所以入睡後肌肉也跟著放鬆，上呼吸道變窄後，就會造成呼吸量不足，大聲打呼就是特徵之一。

但我的鼾聲卻被告知是「牙齒咬合不正」所造成的。因此想活得久一點，竟還要

從整理牙齒下手。從打呼到整牙，原本是為了防猝死，卻意外踏上牙齒科學的探索之路。但另一個重要轉折，是一個像 OK 繃大小的心律監測器。

因為牙齒咬合不正，升高了猝死風險，但還需要生理數據來認證，是不是心臟真的有問題。於是在隱形矯正開始前，我同步做了心律監測。

傳統的連續心電圖檢查，你有兩個選擇，一個是住院，第二個是背一台機器回家，然後 24 小時連續監測以產出心電圖。工商社會，住院也不是像住旅館一樣能當度假，我當然選擇背一台機器回家，但問題來了，這種有很多線纏貼在身上，而且不能碰到水的傳統機器，我還有沒有其它選項？

先說 24 小時心電圖產出的資料，我認為是不夠的。因為正常的生活裡，會有運動、游泳、睡眠（還能細分睡得好跟睡不好的日子）以及各種活動，不可能 24 小時內都發生，或都不發生。這台機器的存在感太高，也會影響正常的走、跳、跑與休息方式，資料都是在平靜狀態下產出的，不是那麼貼近正常值。

我們可以把「心電圖」想成是心臟發出的電流，它的跳動與節律，能被繪成心跳搏動的波形圖。可以透過它找到是否有心肌缺氧、心律不整，或是心肌梗塞與傳導障礙等等，我稱這些為「心跳小偷」。

透過醫師的推薦，我選擇了台灣新創團隊研發的一種新型的心律監測器，體積縮小到只有一片像 OK 繃大小，重點是沒有惱人的線，只要把它「放在心上」就可以了。最棒的是還有防水功能，24 小時不間斷的監測 3 天後，把它放到信封寄回給醫院就可以。

3 天合理也恰當。原因在於我們每天的作息與活動有高有低，幾天下來才有可能抓

到那些稍縱即逝的危險訊號。

光是便利性與尺寸就大勝傳統型，這個名為 Rooti 貼心貼的「ok 繃」（我都這樣叫它），它用 3 天的時間序列來抓出「偏離軌道」的訊號，除了心跳小偷，造成心臟病猝死的共犯還有高血壓、睡眠呼吸中止等等，一起逮補，才能讓醫師做最好的處置。

透過資料顯示，我 3 天裡有 7 次心跳漏一拍。

全台 150 萬人入睡後很危險

根據台灣睡眠醫學會的推估，全台約有 150 萬人有睡眠呼吸中止症，但接受治療的患者不到 1%，這個數字還只是統計 40 歲以上的男性，有潛在危險的人更多。

睡眠呼吸中止症共有 3 種：

1. **阻塞型**：喉嚨附近的軟組織鬆弛，造成上呼吸道阻塞
2. **中樞神經型**：呼吸中樞神經曾經受到損害（如中風或受傷），不能正常傳達呼吸指令
3. **複合型**：綜合以上兩種症狀

超過 8 成以上都是阻塞型，但治療方式相當多元，可以透過手術、藥物或儀器來達到改善作用。尤其是怕痛與怕手術的人，新型的「止鼾雷射」，治療時間約 30 分鐘，用喝一杯咖啡的時間，就能改善俗稱「小舌頭」的懸壅垂過長，立刻讓呼吸暢通，幾次療程後，晚上再也聽不到「抱怨聲」。而且幾乎沒有恢復期，不用麻醉，也不會太痛。

重返青春的第 1 道門：心

從打呼到檢查心臟與整牙，我還因此瘦了 7 公斤，不敢說有多青春，因為年輕時的我更胖、更不健康。

西醫認為心臟是血液運轉的中心，具有幫浦一樣的功能，但中醫說「心主神明」、「心主血脈」，其功能還包含了思考與精神活動，是人體總指揮官。一旦心臟功能不好，就會出現精神不安、記憶力障礙與睡眠失調等現象。許多人年紀輕輕就人間登出，幾乎都是跟心臟相關的疾病。

如果是睡眠品質不佳而造成猝死，那真的就太冤了。入睡後的人類很脆弱也很危險，如果你有打呼的習慣（也請留意家中孩童狀況），請你一定要重視這個「聲音」以外的疾病訊號。

以我的個人經驗來說，從心臟出發找尋健康的線索，至少能有這些發現：打呼的原因、猝死的危險、睡眠呼吸中止症、心臟相關疾病與牙齒咬合正位問題。如果能揪出心跳小偷，至少你能睡得更安穩，能有更多時間陪伴家人，完成夢想。

64 堂牙套課

人類的共同回憶應該有這樣的畫面：坐在椅子上張開嘴巴、雙手緊抓扶手，再配上高頻的機器聲與刺眼的燈光，很痛但嘴不能合起來；外加血肉模糊、流口水或者流淚，幸運的話一年去 2 次就可以，但大多數的人一生都離不開這裡。

應該很多人跟「從前的我」一樣，不喜歡牙醫診所，都是情非得已才報到。

醫師認定因為我的牙齒咬合有問題，才造成打呼。的確我也是很常用口呼吸，常常口乾舌燥只好多喝水或嚼口香糖，但根本的解決之道，應該是讓牙齒歸定位。於是中年人也跟上時代潮流，2019 年加入隱形牙齒矯正的行列。

人會生病都是因為牙齒不好

牙套男的人生開始，我對牙齒與健康的關係也更好奇，原來人會生病，十之八九都跟牙齒有關。

日本《President》雜誌對一千名 50 到 70 歲之間的族群做了一個調查：「退休前最後悔的事」，不分男女，第一名最後悔的事，不是沒有逢低買進 Google 或 Apple 的股票，也不是趁經濟泡沫化搶進房地產，而是：「沒有定期檢查牙齒」！

日本醫學博士西田亙大概是全日本最關心牙齒的人，身為糖尿病專科醫師卻大力

推廣口腔健康是為什麼？因為雖然身為醫師，他卻跟一般人一樣，最怕看牙醫。
口腔衛生習慣不佳，再加上自己是糖尿病前期、體重超標、血糖血壓都偏高，還
有嚴重心律不整等問題。他被同為醫師的朋友警告：「再這樣下去會死喔，還是
儘早動手術比較好。」隨時有生命危險的他，卻在看過牙醫與徹底清潔口腔後，
有了戲劇化的改變。

曾被家人抱怨口臭很嚴重、每次刷牙只有 5 秒的他，認真刷牙後終於體會到牙口
前所未有的潔淨，進而改變了生活習慣。更因刷完牙後不想弄髒牙齒而戒掉宵夜
零食，沒想到一年內減重 18 公斤，從 92 公斤降為 74 公斤。

什麼高血壓、高血糖跟心律不整都不見了！好好刷牙竟然救了他一命。

因為牙周病是由牙齦炎與牙周炎的細菌引起，西田亙用「嘴巴有火」來形容，若
小火苗置之不理，會變成慢性發炎。牙周病菌等細菌會透過牙齦滲入血管，發炎
性細胞激素會隨著血液流到全身，讓血管裡的胰島素難以發揮作用，導致血糖上
升。他在《不想得糖尿病就好好刷牙》書中提到好幾個因牙周病危及生命的個案。

第 1 例：多發性肺膿瘍

29 歲有第一型糖尿病的 B 小姐，因為血糖管理不佳而引起肺炎，但情況危急到昏
迷並不尋常，原因是她長期不看牙醫，牙周病的細菌透過血液跑到肺部，引起多
發性肺膿瘍。

第 2 例：植體周圍炎

血糖控制穩定的 71 歲 C 女士，因需要更換人工關節而住院。雖然手術成功，但術
後卻持續發燒、血糖急速上升，還引發敗血症，情況一度危急！撿回一命後才發
現 C 女士在 10 年前的植牙，周遭出現嚴重牙周病（植體周圍炎），當醫護人員拿

掉植體後，就停止發燒與高血糖現象，即時挽回一命。

另外，澳洲的牙醫師，同時也是最早提出「牙齒營養學」的專家 Steven Lin，他在《6 週重建齒質飲食法》將飲食與牙齒的健康關連做了詳細的介紹，例如為什麼他不論治療多少人，牙齒疾病永遠不會消失的原因，以及如何靠吃對食物就能改變顎骨與臉型，值得大家閱讀。

走鐘的 64 堂牙套課

我的隱形矯正課，共有 64 堂。

這個 1998 年被 FDA 批准的技術，連哈佛大學牙醫課程都在用的隱形矯正（中文翻為隱適美，英文 Invisalign），我很期待，療程結束後應該會變成台灣版的阿湯哥。對的，湯姆克魯斯的完美笑容也是透過這個隱形矯正術，變得更好。

我一直想起「愚公移山」的故事，意思是努力不懈，每天進步一點點，總有一天會成功。因為隱適美是用每次 0.1 公分的方式前進，漸進式的推移，將牙齒調整到它該有的位置，所以才需要這麼多課程與牙套，也急不得。

每週一副牙套，緩緩走到第 20 堂課。雖然還沒變成阿湯哥，但成績太讓人滿意。因為從小游泳，我習慣用口呼吸，加上有點暴牙，矯正才走完 1/3 的療程，就有了這些改變：入睡後流口水的現象不見了、不再口乾舌燥，可以緊閉雙唇以鼻正常呼吸。

你應該有看過阿湯哥的「不可能的任務」吧？故事沒那麼簡單，通常都是好事多磨、壞人不會那麼早掛掉，又或是好人最後變成大反派，這樣劇情才能高潮迭起。轉折就在 20 堂課之後，進度就停滯了下來，但我又說不出是哪裡有問題。當時的

牙醫師認為我的問題不大，鼓勵我繼續走完療程。看著螢幕上的模擬動畫，一切應該都很完美，但我卻感受不到，因為那是「動畫」，而不是我牙齒的真實情況。

64 副牙套戴完要一年多，醫師建議我再用 72 副！別鬧了，那就是再加 504 天。於是我尋求第 2 個意見，果然有貓膩。

根據原廠的建議，隱形矯正應每 6 到 8 週就要回診一次（依個人矯正進度而定），透過詳細的影像檢查與疊合，才能判斷是否牙齒有按照計畫，走到該走的位置。但這個過程至少半小時起跳，太過於忙碌的診所，很可能會跳過或簡化這個流程。經另一位牙醫朋友協助判斷，我的進度應該停在第 23 堂，接著後面的課都走樣了，自然無法畢業，或只能拿到不及格的成績。

就像 iPhone 有很多周邊商品，隱適美的全球案例已累計超過 1 千 4 百萬例，也衍生出許多輔助工具。研究之下發現，透過手機與「居家矯正掃描器（ScanBox）」，就能在家觀察自己的矯正過程，並透過這個工具，確保自己的醫療權益，畢竟隱形矯正的費用不低，達不到預期效果就算了，還比治療前更差、咬合更有問題，這時再回過頭去責怪不認真的醫師，損失最大的還是自己。

10 年沒笑過的花

我們有一位很漂亮的員工，很瘦，平常話不多，從來沒看她笑過，因為她戴了 10 年的傳統牙套，但牙齒還是一樣糟。18 歲時她看到只要 5 萬元的牙齒矯正療程，想說醫師都很專業不用擔心，就這樣 10 年都笑不出來。不合身的牙套加上咬合不舒服，讓她從此不愛吃東西，身體瘦到不像話。我們後來就針對她的牙齒狀況進行二次評估。

重返青春的第 2 道門：牙齒

牙齒的重要除了咀嚼食物的基本能力，它還能幫助說話、維持健康能力。因為牙齒與口咽部是細菌最容易聚集與繁殖的地方，所謂「病從口入」，口腔疾病是影響全身性疾病的關鍵。

台灣成人 99.2% 有大小不同的牙周病問題，這數字如此驚人，所以在 2022 年，原本合併一起的「衛福部心理及口腔司」，終於分家，各自獨立。也可以解讀為現在社會上心理與牙齒問題需要被個別重視的程度。

歷史上多的是齒牙不好的名人，例如唐代大詩人韓愈，30 多歲就已在《祭十二郎文》中說「視茫茫、髮蒼蒼，齒牙動搖」。這還算好，東晉名將溫嶠，因為牙齒一直不好，痛不欲生，遂自行拔去病齒，引發感染與中風，死的時候才 42 歲。

還有一個未老先衰的大人物，1936 年西安事變時，蔣介石當年才 49 歲，但倉皇出逃時，有個留在桌上來不及帶走的物品，竟是他的全口假牙。

牙科可能是醫學上整合度最高，並熱烈擁抱各種黑科技的科別。它的各種道具也多到傲視群雄，十分澎湃，例如日常生活中就有的：牙刷、牙膏、牙線、漱口水；到牙醫院所用的麻醉劑、X 光片、洗牙沖牙機、水雷射、口掃機、隱形牙套與顯微技術⋯⋯，道具之多，就是為了讓你有一口好牙，開心燦笑。

遲到的光比較亮

漢朝有三大名將，韓信、英布與彭越，都是西漢的開國功臣。韓信跟英布的故事不少，但彭越是誰？

彭越原本只是一介漁夫、還當過強盜。秦末發生第一起平民起義的「大澤之變」，他被鄉里推舉起兵，起初不願，被硬逼著當領導，於是他跟大夥說好，隔天清晨集結起義，還說既然要成軍，遲到的就以軍法處置，殺無赦。

隔天這些民兵零零星星、姍姍來遲，最後一個還大遲到，中午才來。

於是彭越將他當場斬首。

他說軍法就是軍法，原本遲到的人按規定統統都要殺，但現在用兵恐急，只殺最後一個到的。大夥嚇壞紛紛求情說下次不會再犯，沒有用，就這樣砍了最後到場的倒楣鬼，從此樹立彭越的軍威。

遲到砍頭是亂世用重典，但科學上許多遲來的發明卻比較好。如孟子說的「天時、地利、人和」，來得早不如來得巧。

2018 年諾貝爾物理學獎有 3 位得主共享榮耀，其中一位高齡 96 歲，是諾貝爾史

上年紀最大的得主亞瑟阿什金（Arthur Ashkin），被尊為「光鑷之父」。他開創了光學捕捉技術，可以用光來捕捉原子、分子和生物細胞，且不傷害物體本身。這個了不起的成就早在 1986 年現身，但諾貝爾卻晚了 32 年才頒獎給他，是不是他的發現被應用在現在更彰顯其價值？

還有一道光也遲到了很久，那就是眼睛的近視雷射。

7 年沒癒合的傷口

1993 年因為一個實驗室意外，雷射才被應用在近視雷射上。（詳見第 160 頁）

醫療與人類的進步有兩條路，一個是為了需求而推動技術與研發的速度、一代更勝一代的主流之道（如手機、電動車）；另一條卻相反，天外飛來一筆的巧合與意外，幫助我們擺脫傳統思考，出現跳躍式的進步（如 X 光、近視雷射）。

台灣的近視雷射在 1996 年展開，由當時的衛生署（即現今的衛福部）核准了兩項早期的技術 PRK 與 LASIK，但當初僅限於教學醫院才能使用。但很快的在 1999 年就將這個限制解除，讓近視雷射能普及到一般的診所。因此從 2000 年起，近視雷射在引進院所與臨床案例數都有很大的成長。

即使近視雷射技術已發展 20 多年，我一直遲疑到 2 年前才決定動刀，因為一項關鍵技術出現，應該說是時候到了？「2mm 筆尖傷口」這句話打動了我。只不過是傷口小一點，有差嗎？來看一個 2004 年的舊新聞。

新聞報導，一位媽媽在 1997 年很勇敢的率先做了近視雷射，視力恢復良好，但2004 年跟家中的小狗玩，不小心被撞到眼睛，視力越來越模糊，從 1.0 狂降到 0.2。她的主治眼科醫師發現，這位女士的角膜不但被撞破還位移，破損的角膜細胞還

長進眼球裡。因為雷射手術後的傷口癒合很慢，竟慢到 7 年都還沒有完全癒合，所以才無法承受撞擊。

這一撞，撞壞了許多人對近視雷射的信心，也透露出科技的盲點，應該還有更好的空間，更進步的做法。

晚了 20 年，眼睛卻更亮

10 多年前近視雷射是新興的科技，我的一位眼科醫師朋友平常除了戴隱形眼鏡，私底下也會戴傳統眼鏡。她偷偷告訴我，自己不做近視雷射的原因是技術太新，不知道會有什麼後遺症，而這個現象也普遍存在於眼科醫師之中。

難怪很多醫師自己都戴眼鏡。除了有疑慮，也有人是因為天生角膜問題本來就不適合雷射治療。但這也代表，如果眼科醫師都沒有把握，那麼一般民眾又是哪來的勇氣？

根據統計，2018 年時台灣的近視人口只有 1.5% 做過近視雷射，表示恐懼感極高。雷射都可以當武器了，如果技術與設備不能讓人排除疑慮，那請繼續戴眼鏡吧，雖然不方便但至少安全。

不同於台灣，德國早在 2011 年就研發出「2mm 筆尖傷口」的微創近視雷射技術，稱為「SMILE®」。可能很多人誤以為這是品牌名稱，但其實是該技術的縮寫，全名是：Small Incision Lenticule Extraction，以字面意思來說是「小切口的透鏡抽出」（請參考第 158 頁），除了較上一代 LASIK 雷射技術縮小 80% 的傷口，單眼的掃描時間更是不可思議的最短只要 23 秒。

安全嗎？從技術上來說的確是，它採用了諾貝爾獎肯定的技術（啁啾脈衝放大

Chirped pulse amplification），安全性高；以信賴度來說，越來越多醫師與眼科醫師自己也做、也為自己的小孩做這樣的手術，好像可以更放心了。晚了快 20 年才到台灣，卻比早來的更受歡迎。因為只用一台機器，所以被稱為「SMILE® 全飛秒近視雷射」，我自己也選擇了這個技術（跟著對的醫師走對的路），解決困擾多年的近視與老花。聽說新一代的 SMILE® Pro 更厲害，單眼雷射時間只要 10 秒。

看來這道光，會讓更多人的眼睛越來越亮、視線越來越清晰。

重返青春的第 3 道門：眼睛

眼睛是靈魂之窗，因為眼睛是大腦唯一跟世界接觸的影像窗口。

據說人到中年以後，會變得比較慈悲，跟年輕時最不一樣的地方不只是外表，而是「眼神」。

年輕人的眼睛明亮有神，上了年紀可能會有一種「看遍一切繁華、透視人生」的蒼茫，但事實上是老花與視力不佳啦！瞇著眼皺眉看手機，不算是青春無敵。

人類的活動十分仰賴眼睛，如果視力不佳，會讓記憶力、運算力與行動力變弱，身體不動體能就會更差。但這也是一把兩面刃，用進廢退之下，用眼過度又會造成視力的負擔，所以歲月真是一把殺豬刀。還好現在有雷射做成的「光刀」，能把眼神變年輕，連帶身體也會變年輕。

搶救女明星的 SOP

如何安撫一位歇斯底里的女明星？

科學家有個推論，6600 萬年前白堊紀的恐龍與生物大滅絕的原因，很可能是小行星撞上地球。而現在能毀滅人類商業行為與業務的，可能是 Google 評論，或是用最快的方式得罪一位當紅女明星。

10 年前某天晚上，我接到診所的來電，員工很緊張的請我務必、立刻、親自到場處理，因為診間內有一顆很生氣的核子彈，已經爆炸。

飛車趕往現場，真的不是在演戲，診間這位女星滿臉都是被燙傷的疤痕與水泡。是機器出了問題嗎？她用的是溫和的脈衝光，怎麼會幾分鐘內就毀掉整座森林。

找到原因之前，先算帳。按經驗，燒燙傷最快的復原時間也要 30 到 60 天，但她明天就要進棚錄影，為了讓皮膚看起來更好才特地來保養，千錯萬錯都是我們的錯。電視台的總經理算了一個數字給我，停錄一天的影響損失大約是 300 萬元新台幣，算算 30 天的賠償總價應該差不多可以買一棟豪宅（或兩棟）。

被天文數字震驚的我，看著滿臉燙傷的女主角，心想不如改寫劇本來場毀容的戲，應該會更有說服力。

見證血的神奇修復力

在醫美診所進行光電療法之前，正常的 SOP 會有一份術前聲明，客戶需自我評估皮膚的健康狀況與病史等等，當然醫師也會在術前諮詢。就這麼剛好，忙於工作的醫師沒認出女明星，而女明星也不知道攝影棚內長期、大量的燈光與紫外線會累積能量在皮膚裡，就算是最溫和的光都會引爆熱能，造成燒燙傷。所以就算女星沒有外出，但攝影棚內滿滿的燈光，等同陽光下數倍的曝曬。

雖然這個錯誤並不美麗，但也是寶貴的一課，因為 KOL(Key Opinion Leader) 當道的今天，你不認識的臉都有可能是 Youtube 或自媒體上的大紅人，有必要仔仔細細的評估一切生理數據與資料。

金錢的損失事小，誤人一生的責任我們扛不起，所以務必將這個危機轉成 SOP，列入更仔細的術前評估，以避免類似事件發生。

還好平時有燒香，除了誠意滿滿的道歉，當年我們正在研究血液製劑的功能，主要作用就是幫助受傷的皮膚，能迅速癒合傷口與再生。所以我們派出團隊，以醫療等級的高規格搶救女明星的臉以及公司信譽。

7 天之後，女主角帶著比之前更好的膚質，完美的走進攝影棚。我們也目睹了一場奇蹟，透過血液再生修復的功能，化解了這個八點檔危機（女星真的是演出八點檔的要角）。

這並非是什麼神奇的藥，而是簡稱 PRP 的高濃度血小板療法的「正常發揮」。PRP 的增生療法現在有很多研究，但 10 年前還不普及，我們採用的是更昂貴的自體造血幹細胞。現在有 PRP 與 PLT 等技術，價格只要當年的 1/10，還更安全，因

為用的是自己的血小板，當然也沒有排斥或添加物的疑慮。

科技的進步很快，常常比意外還快，以 PRP 與 PLT 領軍的再生醫學普及，不僅能用在燒燙傷、治療退化性關節炎等醫療用途，還能翻轉好不了的皮膚病、讓禿掉的頭皮再生濃密頭髮。

至於如何安撫歇斯底里的女明星？希望這個 SOP 永遠都不會再派上用場，萬一真的又有巨星駕到，至少再生療法都準備好了！

兩個媽媽命運大不同

如果人生可以早知道？

雖然很早就感受到再生醫學的神奇，但很可惜我只救到一位媽媽。

我母親的膝關節因為年齡保鮮期的天然耗損，有退化性關節炎，當年也去打了人人稱讚的 PRP，真的很神奇，打完立即見效，她又開心的到處跑。但 2、3 個月後又發作，這次醫師說沒辦法，看來得換人工膝關節了。傳說中的 PRP 並沒有那麼神奇，當下我是這麼想。

據母親大人的說法是，開完刀後痛到想殺人。原本以為像 PRP 這樣的自體細胞製劑，效果本來就是因人而異，但隨著經年累月醫療知識專業的補給，我這才發現為什麼 PRP 有的人有用、有的人沒有用。

成功關鍵在於「濃度」。

初代的療法，以離心方式將血小板分離後抽出注射到治療部位，就這樣，接著我

們就要碰運氣了，有的人像中樂透，有的只能再接再厲。

但這樣科學嗎？以四大國際級 2 次離心 PRP 萃取系統的共同核心結論來看，需要滿足 2 個條件：一是需要採用 2 次離心試管，二是採用 RBC（紅血球）交界的 PRP，缺一不可。因為少了 2 次離心這個關鍵技術，血小板濃度（10^3/μl）無法達到 1000 以上，等同於無效。而現在更能透過儀器的分析，確保其濃度能達到有效的標準。

雖然知道得晚一些，但我救了另一個媽：我的岳母，以及岳父大人，他們成功的在有效濃度的 PRP 療程下，解救了膝蓋的問題，很滿意。至於我那運氣比較不好的媽媽，當初為什麼疼痛感會消失？是因為藥物與類固醇的作用，如果能再晚一點發生，就能享受到「有效濃度且符合 2 次離心」萃取的完整 PRP 神效。

如果你遇到立刻有效的療法，請質疑，因為血小板協助膝關節軟骨的再生速度通常要 2 到 3 個月，不會馬上就能追趕跑跳碰還不會痛。

四大國際級 2 次離心 PRP 萃取系統： J&J、Terumo、Magellant、WEGO

眼睛、頭髮與子宮都得救

2018 年底，台灣衛福部通過「再生醫療劑管理條例」，開放並鼓勵 PRP 這種再生醫療技術應用於「關節軟骨再生」、「癌症治療」與「神經修復」等 3 大領域。

現在最常使用，民眾最為熟知的就是關節手術，但其實國際上已經展開的應用與研究，真的是從外太空到子宮。

我們在台灣的實驗結果也很令人振奮，運用「2 次離心 PRP 技術」，最新一個案

例是 70 歲的阿公長出了頭髮，以及製成獨一無二的自體眼藥水，改善近視雷射暫時性乾眼症狀與加速角膜的癒合。還有更多有效的證據文獻，都能在美國國家醫學圖書館的網站上找到。

國外 PRP 醫學應用研究

1. 不孕症、子宮內膜增厚：具備增生

https://www.ncbi.nlm.nih.gov/pubmed/32006776

2. 雄性禿：具備增生

https://pubmed.ncbi.nlm.nih.gov/31187167/

3. 乾眼症：強大與明顯的改變

https://pubmed.ncbi.nlm.nih.gov/30450721/

重返青春的第 4 道門：血

血是人體最奧妙的謎，像海一樣，我們知道的並不多，但可以肯定的是，血液擁有強大的再生與修復力，是現在的醫療趨勢，也是治癒的關鍵。

人類對於血小板的療法開始有了一線曙光，這算是一種「截長補短」的概念，把自體血液製劑挪到身體其它更需要的部位做密集治療，讓原本消耗殆盡的關節軟骨再生、受損的毛囊長出頭髮，改善不孕與發炎的皮膚，讓身體重新回到更年輕的狀態。

再生療法除了慎選良醫，請記得 2 次離心 PRP 技術與更便利、保存期限更長的 PLT（詳見 152 頁）。而且這把靈藥的源頭，不靠別人，用自己的血就能重返青春。

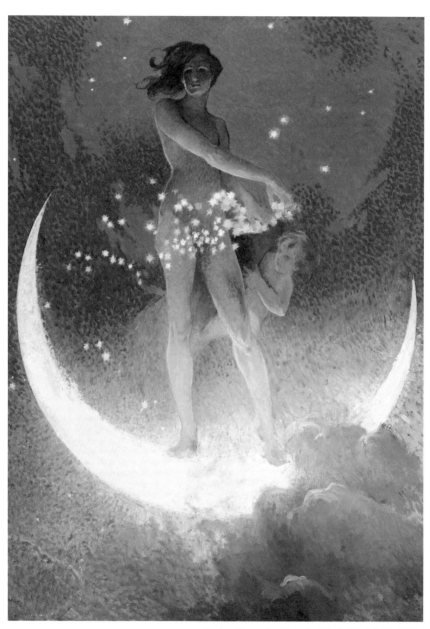

Spring Scattering Stars by Edwin Blashfield, 1927

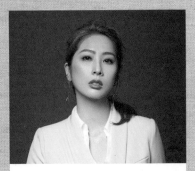

洪子玥 / 企業家

星醫美學集團共同創辦人暨副董事
長,曾獲北京十大女性創業家

趁一切還來得及

除了是 2 位孩子的媽媽、創業家與部落客,還有一
個我最不想要的身份是「病人」,而且還是個「資
深病友」。

2017 年我發現了肺腺癌,同年底切除問題多多的
子宮,在此之前還與眼睛的失明風險、先天性心臟
病與不孕症共存了 20 多年。古云「久病成良醫」,
我的確是醫院常客,問診間的大戶(苦笑)。

所以我常勸身邊的朋友與親人,趁一切還來得及,
最好的禮物就是送自己一個健康檢查,而且是要很
全面、很詳細的那一種。

故事從我得肺腺癌的那一年說起。

父親在 20 年前的時候就有得過肺腺癌,這 20 年
來一直都有在追蹤,沒想到在 2017 年的時候又復
發。醫師追溯了家族史,認為我阿公、伯父、叔叔
都死於癌症,這樣的基因太強大,所以建議我們全
家都應該做完整的健康檢查。

果然,我被發現有一顆 0.9 公分毛玻璃狀肺結節,
但當時的醫師認為我還年輕(當年 36 歲),也不
抽菸、不喝酒,可以再觀察看看。

可能是易病體質的關係，我的敏感度比較高，查了很多資料後發現，結節其實有很多形狀，但肺結節不代表是不好的，有感冒過或得過肺炎都容易會有肺結節。但毛玻璃形狀的肺結節是比較危險的，有較高的機率是癌細胞。心中警鈴大作，好像在提醒我什麼。

醫學上有所謂「Second Opinion」，詢求第二位醫師的意見，通常會有更好綜效。於是我請教了第二位醫師，是台大的肺癌權威，他說這百分之九十就是惡性的，需要開刀，連第三位醫師也這麼說。

國際上有一個標準，就是只要超過 0.7 公分的毛玻璃狀肺結節，就會建議先開刀，再化驗是惡性還是良性。在不知道是良性還是惡性的狀況下，就決定跟我爸爸同一天去切除它，父女同一天進開刀房，這也是很特別的經驗。

是幸運！還能寫好遺囑再進手術室

這類手術通常大約 2 小時能完成，但我卻待了 9 個小時。原因就在於我的腫瘤位置太險惡，竟是長在靠近動脈的地方，所以術前醫師就有提醒，會有一半的機率切到主動脈。

這個意思是，有一半的機率我會走不出開刀房。

當年我 36 歲，兩個孩子最小的才 1 歲半，人生不會這麼短就結束吧？但沒有時間害怕，至少還有一半的成功機率不是嗎？能夠提前準備我也算是幸運的。於是進開刀房前，我就把遺囑寫好，也簽了器官捐贈同意書。唯一覺得遺憾的

人生清單是沒把滑雪學起來。

當天早上我爸 6 點手術，8 點完成。我呢，則是 8 點進去一直到下午 5 點才脫離危險，因為那 50% 的風險真的就讓我遇到了！手術中無可避免的傷到動脈造成大出血，主治醫師與醫療團隊花了 9 個小時才把我從鬼門關前搶救回來，真的很感謝他們。後來術後化驗，那個肺結節的確是惡性腫瘤，這一刀注定要「開動」。

撿回一命的我，理所當然的感謝每一天都是好日子，但考驗還沒結束，當年底我也切除了子宮。

失明與血崩是我的日常

時間再往前推一點，當我還在唸研究所時，就長時間的用腦與用眼，設計系的學生，熬夜是常有的事，眼睛有血絲代表很努力吧？也常常睜不開眼睛、畏光，不過年輕人怎麼會在意。

一直到畢業後開始上班，某一天，我眼睛真的睜不開，不誇張，我完全無法張開雙眼，於是當天跟老闆開會時，我就這樣全程閉著眼做簡報。

緊急送醫後，醫師說我的眼睛因為過度使用，長出了新生血管（脈絡膜新生血管），這不是一件好事，因為會容易出血，並有 8 成的機率會失明。唯一的方法就是休息，也不能戴眼鏡。

但我不能不工作，也許休息幾天可以，但醫師說至少要休息 3 個月，否則就等著失明吧。題外話，當時「朋友以上、戀人未滿」的好朋友（現在的先生）聽到我被「勒令停業」，至少 3 個月沒收入，又可能會失明，很有「義氣」的要

我別擔心，直接說了句：「我養妳！」也算意外是促成一段好姻緣吧！那 3 個月我大部份的時間真的就是「閉目養神」，情況雖然沒有惡化，但我也從此更小心眼睛的使用與保養一直到今天。

至於為什麼切除肺腺癌腫瘤的同年底，我還加碼動了切除子宮的大手術？實在情非得已，因為從青春期開始，我每次的經痛都是等級最高的那種，不知道昏倒多少次還送急診，出血量的狀況也是接近血崩。

因為長期都是如此，我只能當成是上天的考驗？無技可施。

但婚後長達 9 年時間不孕，在我跟老公所有數據都正常的情況下，我們也百思不得其解。一直到發現肺腺癌的那年，因為做了很仔細的健康檢查，發現我的子宮壁一直有問題，醫師說我有「子宮肌腺症」，這才解開了大量出血與不孕的謎團。

打個比方來說，女生常見的子宮肌瘤就是房子裡的某個家具壞掉，換掉就好，但子宮肌腺症，就像整個房子牆壁都有問題，沒得換。專業的說法，這是一種「子宮內膜異位症」，跑到子宮深處就稱為「子宮肌腺症」。它會讓經血排不出來，造成巨烈經痛，時間一久還會將子宮正常的肌肉纖維消耗殆盡，讓子宮無法正常收縮，嚴重者會有經期血崩、血尿、便祕、腎功能受損等，殺傷力很強，而且癌病變的機率也很高。

我還記得當時醫師說這樣的情況，有 3 種選擇：一是吃藥，但有很多副作用，二是不停的懷孕生小孩（怎麼可能選這個），第三個就是切除子宮。

幾經思考，肺腺癌手術後半年，我摘除了子宮。

很樂意分享這些故事是因為，從得癌症這些年來，我發現很多人都忽略了基因遺傳這件事，只要有家人得癌症，千萬不能大意，趕快去做檢查，而且是全身性的檢查。不要頭痛看頭、腳痛只看腳，這些病可能都有關連性，只有透過詳細的健檢才能找到原因。對於公司的同仁，除了補助健康檢查是基本，更希望大家能留意各種醫療新知，隨時升級自己的健康版本。

兩個大手術後（外加一個盲腸炎手術）很幸運地存活下來，對於生死也看得更開。身體只有一個，不論多忙多累，我都把健康擺在第一位。

最近早上會來一杯加了羽衣甘藍做成的綠拿鐵，很好喝，是健康的味道。平日不依賴保健食品，盡量都以新鮮食材為營養來源，並固定運動，跟家人一起打羽球，希望手邊那顆粉紅色的小藥丸永遠不要用到。因為我還有先天性的心臟問題（心搏過速），心跳都是 110、120 起跳，所以醫師開了這個藥，有需要時可以自救。

不過這些病痛也讓我因禍得福，不僅有了愛我的先生，也學會了滑雪 (Snowboard 跟 Ski)，夢想清單又可以打個大勾勾。

祝福有緣看到這段文字的你，能平安健康的實踐人生所有夢想，趁一切都還來得及。

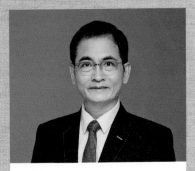

鄭慧正 / 醫師

全球首位推廣以核磁共振做為癌症與心血管疾病篩檢的醫師，陽明大學臨床醫學博士、哈佛大學博士後研究，曾任臺北榮總榮科醫學影像中心及愛康君安磁振造影中心醫療總監，專長為磁振造影與健康管理。現為振興醫院高階影像醫學科顧問醫師

預防醫學是為了
有品質的人生

如果你去算命發現有劫難，但算命老師卻沒有提供解決方法，不能改變你的命運，那你就別算了吧！否則算出不好的結果又無法改變，還可能影響日後的生活品質，每天過的戰戰兢兢，本來沒病都會被嚇出一身病。

醫學也是這樣，與其檢查出無法醫治的疾病，那不如專注在檢查能治癒或控制的病。

我們常說預防醫學有三部曲：

一級預防：健康促進

保持好的健康狀態就從生活方式開始，例如飲食、運動、睡眠與壓力調整。

二級預防：早期診斷與治療

健康檢查是必要的，但有方法、目標與機制，才能精準又不浪費。

三級預防：避免再發

在疾病治療後，要能防止再發、防範於未然。

大多數的疾病都是可以預防的，所以我們在談預防醫學，不單只是專注在如何發現問題，而是一整套的作為與有系統的解方。

從 illness 到 wellness

健康的英文是 wellness。well 是良好的意思，要維持良好就得靠後面的 "NESS"，它們分別是：營養（Nutrition）、運動（Exercise）、睡眠（Sleep）與壓力管理（Stress）。如果我們能把這 4 件事情管理好，把每一天過得健健康康的，不需要什麼武林秘技與祖傳秘方，就能把 illness 變成 wellness，這就是最好的養生方法。

健康檢查的真相：到底要檢查什麼？能查出什麼？

為什麼要提到算命？萬一算命師算得很準，但又無能為力化解厄運，那不就只好「挫咧旦」？同理，如果健康檢查查出無法治療的病，那你為什麼要做呢？只會讓自己更害怕，沒有幫助。

健康檢查應回歸到最基本，它的目標必須是「好發的疾病、有能力被治療與改善」。符合這兩個條件之下，你的健康檢查才有意義。診斷與治療是亦步亦趨，診斷疾病前，先確認有解決方法，否則潘朵拉的盒子不要輕易開啟。

例如美國影星安潔莉娜裘莉，因為母親與阿姨皆因乳癌過逝，她經基因檢測後發現自己也是高危險群，所以 2013 年動了預防性的雙乳房切除手術，舉世譁然。乳房切除就能預防乳癌的作法十分爭議，那萬一是肝癌、大腸癌或腦癌，難道都要預防性的全部切光嗎？

雖然這是她個人的醫療選擇，但我認為有幾個值得深思的提問。以乳癌來說，高風險的族群，每年一次的核磁共振檢查，就能做到早期診斷。萬一發現有癌症，只需要局部切除就能達到早期治療的效果。乳房的功能性比起其它器官相對較低，但 2015 年又將卵巢與輸卵管切除的安潔莉娜裘莉，失去的器官也會影響內分泌，這麼做值得嗎？

嚴格來說，基因檢測不是商品。在國外你必須有醫師與心理師的仔細評估，讓患者能充分瞭解這樣做的風險與後果，是一個嚴謹的醫療行為，且決定權在患者手上。當成商品來推銷，它所帶來的焦慮、道德、心理各層面的影響是長久且深遠的。

為什麼我做了健康檢查還是得了癌症？

你買了一個交通意外險，然後得了癌症或心臟病，當然不會有理賠。就像你買了防癌險但不幸出了車禍，也不會有理賠。

同理，當你做了健康檢查，如果你都不知道做的是什麼檢查，那答案就不會如你預期，糾紛也就來了。

從 2000 年起，我就開始推廣「主題式健檢」，讓想要做健檢的人，都很能清楚的知道，他們在做什麼。例如癌症篩檢、中風篩檢與心臟篩檢，因為這些就涵蓋了台灣近 2/3 的死亡率，剩下的 1/3 則是無法預防的意外。

科學雜誌有過一個推論：癌症是一個幸運或不幸運的問題。雖然很殘酷但卻是事實。影響癌症機率的因子包含不良飲食、菸酒、生活壓力、環境（如空氣污染）等等，大約只占了 1/3，其中遺傳更少於 10%。因此可以說，絕大部份的癌症，都是機率的問題。

癌細胞不等於癌症

簡單的說，細胞複製過程中基因突變導致癌細胞，因人體有 40 兆細胞，經常需要再生或是修復，出錯是必然的。但從癌細胞要發展成癌症是漫長的路，而且是小概率。只是何時、何地、哪一個器官，都是未知數。世界上沒有百分之百的預防方法，但我們仍可以盡最大的努力去防堵。例如把台灣前 15 大常見癌症列出來，再佐以最精準的黃金篩檢法，就已足夠找出近 9 成以上的癌症。

一切眼見為憑

很抱歉要請讀者想像一下，如果有一天不幸罹癌，你的第一個問題會是什麼？應該是怎麼治療吧？絕大多數癌症首要治療為手術切除，但癌症在哪？多大？是否有擴散或轉移？這些問題只有靠影像檢查，才能提供臨床醫師決策的依據。

在臨床工作，不同科別的醫師需要彼此搭配合作：影像科醫師就像檢察官，他的任務是找到問題點，捉出嫌疑犯；病理科醫師就像法官，要判定腫瘤是好人或壞人；外科醫師就像執行官，根據完整資料判讀後，才能得到授權動刀切除。如果沒有透過 X 光、超音波、CT 或 MRI 等檢查讓影像科醫師判讀，外科醫師就無法做術前評估，更遑論動手術切除。如果病灶太小或尚無法確診，定期回診觀察它的變化，才是最好的處置。

但解剖的部份就得靠影像科學來協助。在高階影像中，最好且最安全的作法，就要能排除輻射的影響，這就只有不具放射性的核磁造影（MRI）與超音波。但超音波受限於它的條件與操作的難度，主要還是要靠 MRI 來進行。一個是局部（超音波）、一個是全身（MRI），一起搭配才能見樹又見林。

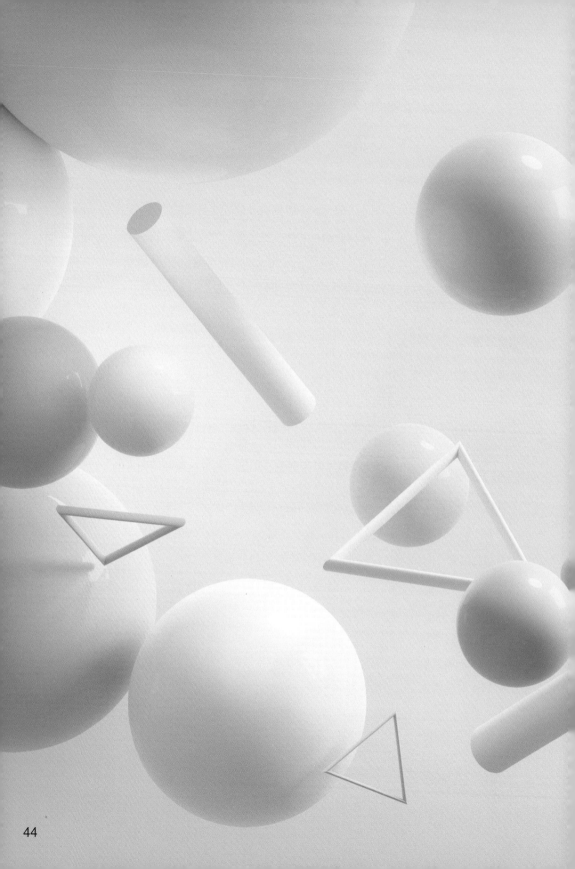

CHAPTER 2

光的奇蹟 / 人類駕馭了光

光對於人類萬物來說是都是神聖的存在,對於它的想像與開發一直沒停過。從遠古時期的火、到人類發明「人造光」,小到燈泡照明、大到醫學應用的 X 光與雷射等等。

在科學上來說,「真空光速」是目前宇宙中最快的速度,地球與其它未知宇宙的距離都是以「光年」來計算。光是先進的科技,誰掌握了光的秘密,就有可能掌握未來。例如下班後回到家,第一件事就是開燈,啟動開關,光照瞬間充滿屋內,快到你不需要思考。也對,因為光一秒鐘可以跑 29 萬 9792 公里,如果能感受到它的速度,你一定是超人。但數百年以前,人們認為光的傳播不需要時間,一直到 1676 年丹麥天文學家奧勒羅默(Ole Rømer)在觀察木星衛星時發現了光的速度是有時間性的,第一次制定了光的速度。300 多年後在 1983 年的國際度量衡大會才明確的定義光速的準確值為現在的數字。

人類真的駕馭了光嗎?或許我們只是借用光之國度的諸神之力,為改善人類的健康努力。

希臘神話中有 3 位掌管光的神,他們是兄弟姊妹的關係:太陽神阿波羅(Apollo)、他的雙胞胎姊姊月亮之神黛安娜(Diana)以及黎明女神奧羅拉(Aurora)。

在影像醫學上也有 3 大影響人類歷史的光:X 光、雷射與光電療法。看 X 光百年前被意外發現後,「光」對於醫療產業與人類歷史所帶來的光速改變有哪些。

影像醫學的第一道光：照骨術

在魔術表演裡，經典的戲法是撲克牌，每當魔術師猜中觀眾手上的牌，大家都會好驚訝，接著還會進階猜中你的車牌號碼、預測你即將寫下的文字。

但魔術的賣點是技法或透視力嗎？其實是預測未來的能力。

有句話說「中醫不切西瓜」，意思是不用切就能知道西瓜甜不甜，這是中醫獨到以「望、聞、問、切」診斷病患的手法，但一切都在西方醫學不斷的躍進後有了改變。

其中「看得見骨頭的光」，清朝稱為「照骨術」，可以說是醫學史上，尤其是影像醫學最重要的發明，那個光就是你一定也用過的「X 光」。

透視力就是預測未來的能力

1895 年在科學的世界很精彩，被稱為炸彈之父的發明家諾貝爾，在這年立下遺囑，以他龐大財富成立諾貝爾獎（他在隔年去世，享年 63 歲）。同年，X 射線（X-ray，俗稱 X 光）被德國籍的科學家倫琴（Wilhelm Röntgen）意外發現，並拍攝了人類史上第一張，不用切開人體就能看到骨頭的 X 光照。倫琴也因此在 1901 年得到第一屆諾貝爾獎的物理學獎。

意外發現 X 光的故事是這樣來的：倫琴是一位物理學家，時任符茲堡大學（University of Wüzburg）的物理系主任，剛卸下校長職務年方 50 的他，正在研究各種真空管的放電會產生什麼現象。

他在克魯克斯管（Crookes Tube）上開一只小小的鋁箔窗口，少數陰極射線便會由此散出，且散出的射線能被螢光屏偵測到，但超過 8 公分就無效。有天他在做實驗時，遠離他實驗設備的椅子上放著一塊黑屏，上面塗有當時最常用的照相顯影材料氰亞鉑酸鋇（Barium Platinocyanide），竟然發出了淡淡的光。

他發現這個奇怪的綠色螢光不是原本測試中的陰極射線造成的，於是埋首在實驗室 7 天，確定這是一種新的射線，於是將它取名為 X-ray。X 是數學上代表未知數「X」的意思。

當他發現這個光能穿過不透明的物體，就開始用各種材料來實驗，逐一研究。將 X 光分成「能穿越的」與「不能穿越的」。於是他發現鉛能阻擋這種射線，以及人體的骨頭也無法穿透，所以會顯示出黑影。同年他確認這是個科學上的新發現後，火速發表論文並附上他太太的手骨照為佐證，引起科學界一片嘩然，從此人類的世界產生了不可思議的變化。

X 光被發現後的隔年，馬上就被應用在醫學上。蘇格蘭醫師麥金泰爾（John Macintyre），在格拉斯皇家醫院成立了世界上第一個放射科。藉由 X 光機，麥金泰爾醫師拍出了第一張腎結石的 X 光片，以及身體其它部位。

恭喜！從今以後不用把人體切開就知道哪裡出問題！

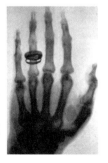

史上第一張 X 光照，這支手是 X 光的發現者倫琴妻子的手，骨頭與手上的戒指都清晰可見。據說當她一看到這張照片時大叫：真是活見鬼了！（圖片來源：X-ray by Wilhelm Röntgen of Albert von Kölliker's hand - 18960123-02.jpg）

沒有申請專利的倫琴射線

倫琴認為，科學的發明理應由人類共享，他也沒有申請 X 光的專利，並拒絕以他的名字做為 X 光的命名。在獲得諾貝爾獎後，他也將其獎金捐給他服務的符茲堡大學。雖然意外的發現了 X 光，但他終其一生只發表過 3 篇跟 X 光相關的論文，畢竟這不在他原本的研究計畫中。現在我們知道，X 光其實是一種電磁波，就跟一般我們看到的光線一樣，不需要任何介質就能在真空中以光速前進，但它帶有更高的能量。

人類與世界從此變透明

X 光開啟影像醫學的第一道門，它讓醫學前進的速度好比原本從用雙腳走路，一下子換成了汽車，一路狂飆。有了它，人體變透明，從骨頭、牙齒、內臟到胚胎，其用途廣泛且重要，連水果、機器都被看光光，發現者倫琴也被尊為影像醫學之父（別忘了他可是物理學家與數學家）。

所以接下來發生了什麼事？當這第一道奇蹟的光被打開後，科學界與醫界有了不一樣的世界觀：

X 光發現後 - 大事紀

● 德國醫師亞伯特索羅門（Albert Salomon）將 3 千例乳房切除標本比對 X 光片，發表了以 X 光判定乳癌的方法，為日後乳癌影像病理學立下殿堂級基礎。

● 搭配各種 X 光無法穿透的顯影劑，將 X 光的功能發揮到極致。如消化道攝影、注射到血管中確認腦部和心臟用的顯影劑，至今仍是治療腦梗塞與腦動脈瘤的必要技術。第一個將顯影劑插入自己手腕，並拍攝出心臟 X 光片的是 1929 年 25 歲的德國年輕醫師沃納福斯曼（Werner Forssmann）。大家都說他瘋了，但 27 年

後他以這個大膽前衛的舉動獲得諾貝爾生理醫學獎。

● 電腦斷層掃描（Computed Tomography）出現，將無法觀測到「深度」的 X 光立體化。

● 相較於 X 光有輻射的風險以及使用的局限，超音波與磁振造影（MRI）的發明，能搭配 X 光，讓透視人體的工作各有其診斷作用。

● 啟發居禮夫人（Madame Curie）研究並發現放射性物質釙與鐳，她也是史上第一位獲得諾貝爾獎的女性，也是唯一獲得 2 種不同諾貝爾獎（物理與化學獎）的女性。

X 光常見的醫療應用：

包括頭部、頸部、胸部、腹部、脊椎、四肢骨及關節、乳房攝影、骨質密度、牙齒 X 光片⋯⋯等之攝影技術。

X 光常見的生活使用：

機場安檢、刑事科學鑑定、水果蟲害檢測、藝術品鑑定⋯⋯等。

X 光產生的原理

我們在醫院常使用的 X 光是如何產生呢？

X 光的產生是由大量帶負電的電子，經由高壓電場的加速作用，以高速撞擊由重金屬（高原子序製成的靶極），即陽極（Anode），通常是鎢金屬製成，由於陽極金屬原子結構的內部作用，高速電子的能量會消失而被轉換成別種型式，其中

99% 會轉換成熱的型態，僅約 1% 的能量轉換成 X 光（電磁波的一種），這些能量轉換就在 X 光管球內部發生。當這能量轉換成 X 光穿透人體後，由於人體組織間對輻射吸收能力不同，其密度較高的組織吸收較多的 X 光量，因此到達影像成像板所接收到的 X 光劑量也不同，因此會在成像板上出現不同的黑白對比訊號，會使得影像 IP 板上呈現白色（例如骨骼、金屬），相反的密度較低的組織吸收較少的 X 光量，則會在 IP 板上呈現黑色（例如肺部空氣、或其他如腸胃道的空氣）。由於 X 光穿透人體後，人體會有不同程度的吸收，因此醫師們就以此作為診斷的依據。（資料來源：衛福部胸腔病院放射診療科）

為什麼 X 光片都是黑白的？

你有看過 X 光片嗎？是否也覺得哪裡怪怪的？在手機都從像磚塊一樣笨重，進化成彩色螢幕與支付工具的年代，但影像醫學提供給醫師最重要的 X 光片還是停留在黑與白，這某種程度也限制或影響醫師判斷的精準度。

身為現代人真的很幸運，因為黑白影像的時代即將迎來史上最大的更新版。紐西蘭一對科學家父子 Phil and Anthony Butler，同為坎特伯雷大學（University of Canterbury）的教授，運用原本是用來尋找俗稱「上帝的粒子（God Particle）」的偵測器，歷經 10 年的研究與努力，在 2018 年成功拍出世界第一張彩色的 X 光片，運用色彩更準確呈現人體組織的密度和組成。更棒的是，因為儀器的敏銳度高，無需借助傳統的顯影劑就能看到血管。[註1]

他們透過專門演算法將收集來的數據轉換為 3D 模型，為特定密度分配不同的顏色，使用者可以簡單從顏色來分辨物體為骨骼、肌肉或植入物，不僅能協助醫師診斷出骨折，還可以更精確監測癒合狀況。

註 1：New Alta: https://newatlas.com/medical/3d-color-x-ray-machine-feasibility-study
本篇參考資料：《了不起的人體 / 如何出版》、《露骨：X 射線檔案 / 天下文化出版》

X 光的時代亂象

你聽過選美比賽的報名照片，其中有一張必須是腰部以上等身大的超大 X 光片嗎？

1956 年美國的「姿勢正確小姐 (Miss Correct Posture)」是 18 歲的露意絲康威（Lois Conway），她開心的與她的脊椎 X 光照片合影。還有第 2 名與第 3 名小姐，拿著獎杯，站得直挺挺的，畢竟她們是脊椎協會選出的代言人，旁邊都是等身大的脊椎 X 光照片以茲證明為本人。[註1]

自從 X 光現身人間後，世界各地都掀起一股 X 光狂熱與亂象，以為用 X 光就能看盡所有人體的秘密。

以美國來說，1920 年代到 1950 年，脊椎團體為了吸引大眾目光，常年舉辦選美活動，但跟其它選美沒什麼兩樣，就是特別注重姿勢。一直到 1954 年，一位整脊師 Clair O'Dell 建議，何不用 X 光片來當評分標準呢？

於是接下來的幾年，美國脊椎治療師協會、國際脊椎治療師協會與加拿大的脊椎治療師協會聯合舉辦了「姿勢女王」比賽，參賽者想當然除了附上美照，最重要的就是一張脊椎的 X 光片。

評分的標準當然有 50% 都要看這張 X 光片，其它才是選美比賽的必修課如台風、

美貌與才藝表演等等。選出來的姿勢女王跟其他選美冠軍一樣，能擁有后冠與頭銜並接受媒體採訪，甚至到白宮拜訪總統。

根據《芝加哥論壇報（Chicago Tribune）》的報導，前 3 名的女王都得將一半的腳放在體重計外，用另一隻腳站在秤上，以顯示她們的脊椎有多正，體重才能如此平衡分布。這樣奇特的活動一持續到 1969 年最後一場大型比賽結束後才消失。

鞋店的高科技標準配備

比起選美，下一個 X 光的怪奇物語聽起來合情合理多了，那就是在 1930 年開始流行的「鞋型螢光鏡（Shoe-fitting fluoroscope）」，也被稱為「X 光試鞋機」。

試鞋機的對象大部份是以成長階段的孩童為主，因為這個時期的腳骨容易因為穿錯鞋而變形。根據文獻記載，最早的機器是由 Jacob Lowe 博士，為了診斷不方便脫鞋的病人所設計的。因為在第一次世界大戰中腳受傷的士兵非常多，這樣的設計滿足了許多人。他的機器量產後，第一次有紀錄的使用，則是一位馴獸師的左腳大拇指錯位。

後來就演變成鞋店的高級設備，全盛時期在美國、英國與瑞士共約 1 萬 5 千台在鞋店出現，展開 X 光的生活智慧王服務。

這是怎麼運作的呢？當小朋友站上臺子，腳下其實就是一台 X 光機。機台上方有 3 個觀察口，一個給試鞋者看，一個給家長看，還有一個就是給鞋店的銷售員使用。X 光的強度依照大人、女性與小孩有 3 種不同強度，而且還有定時器，從 5 秒到 45 秒，最常用的就是 20 秒。

當時的廣告是這樣宣傳的：「榮獲《家長雜誌》推薦，這是每個父母親都想聽到

的好消息！您從此不用再盲目的亂買鞋來傷害小朋友的足部健康了！試試最新推出的 X 光試鞋機，這是安全又科學的買鞋法，今天就來吧！」

那個時候大家多少都知道 X 光的輻射對身體的傷害，但因為沒有追蹤與統計，大家也就不當一回事，認為自己應該不會那麼倒楣吧？但隨著醫學界更多覺醒，這樣的機器也隨著越來越嚴格的法規，必須要由領有執照的物理治療師操作，幾年後更立法只能由醫師操作，1957 年美國賓州開始成為第一個禁用 X 光試鞋機的州，從此加速了這台機器的消失。

不過如果現在的鞋店如果能來一台有透視腳骨功能的儀器，說不定會很受歡迎呢！（前提是如果能排除輻射的障礙）

高科技永久除毛術

「X 光可以殺死你，但這些女人並不知道。」

為了美，大家什麼事都做得出來吧？在 X 光狂熱的那些年，只要 3 到 5 分鐘就能除去惱人的毛髮，還有什麼比這個更棒的事？當年深受毛髮困擾的女性們用了熱蠟除毛、刮刀與各種奇怪的方法，但這些都不及 X 光的除毛功能來得快又好，而且還能偷偷變美不被人知道。據估算，全美與加拿大可能超過上千萬女性都用過這種除毛法。

這種 X 光除毛機的興起，得從 4 隻逃走的老鼠說起。1923 年 7 月 27 日《紐約時報（The New York Times）》失物招領的通知欄旁邊，有個不尋常的公告：「有 4 隻田鼠從西 74 街 244 號的實驗室逃走了，每隻老鼠的右邊有個科學實驗造成的圓形禿點。不論死活，每隻懸賞 20 美金。刊登人：Albert C. Geyser 博士」。

20 美金在當年是筆大錢，但在老鼠猖狂的紐約，到底有誰能抓到這 4 隻小老鼠實在令人懷疑。這是蓋瑟博士在發展一種名為「Tricho System」（Tricho 意為跟毛髮有關的事物）的機器前一年的事。

當年的報紙廣告上，一位女性坐在蓋瑟博士聲稱安全無虞的機器前，對著一個小窗口，對應著她們煩惱中的臉頰或嘴唇上的毛髮，接著操作員按下開關，除了機器發出的微弱嗡嗡聲，跟一股臭氧味之外，什麼也沒發生，接著毛髮就會掉落。

擁有醫學博士、教授與放射科主任資歷的蓋瑟保證，每兩週一次的療程，沒有痛苦、沒有不便，通常做 15 次就夠了，永久除去您惱人的毛髮。當然他所宣稱的「安全」其實只是用了他研發的康乃爾管（Cornell Tube），一種鉛玻璃，因為當時已經知道鉛具有保護力，還能消除 X 光在醫療過程中的燃燒的危險。[註2]

不過事後證明這還是擋不住 X 光的輻射傷害，那些毛髮消除術，是後來癌症與各種病的前菜，像是毛細血管擴張、皮膚角質增厚、鱗屑、皺紋與潰瘍，為了無痛除毛，還真是得不償失。

為了避免興訟破產，蓋瑟博士與他同為執業醫師的兒子，1930 年後就收掉風靡一時的除毛業務。但還是有其他不怕被消費者告的 X 光除毛廠商，接受了這個產值龐大的「醫美市場」。像是 1940 年的紐約國際美容展上出現的廣告，內容是一位年輕女性躺在 X 光除毛機下，昂首露出走在時代尖端的表情，哪來 X 光的恐懼？

蓋瑟博士本人也深受其害，他長期的實驗結果導致切除左手所有手指、掌骨與腕骨，以阻止癌症的擴散，但最終他連右手也不保。至於早年那些愛美的女生呢？有多少人因此受害不得而知，但在醫學期刊上都有不少當時因為 X 光除毛而產生後遺症的個案。

跟其它的 X 光狂熱潮一樣，因為醫學的進步與發現輻射的恐怖副作用，這些時代的怪兵器都退回到醫學上的單純用途。

註 1：姿勢女王選美比賽：
https://quackwatch.org/chiropractic/hx/misuse-of-x-rays-in-chiropractic-posture-queen-contests/
https://www.union-bulletin.com/local_columnists/etcetera/posture-queen-visited-walla-walla-in-1962/article_8b9ebae8-df65-11e6-8774-abedc721136e.html

註 2：高科技永久脫毛
https://www.uh.edu/engines/epi1494.htm
https://cosmeticsandskin.com/cdc/xray.php

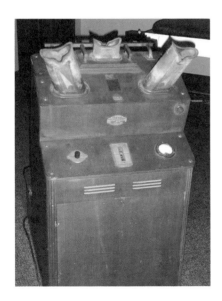

X 光試鞋機 / 圖片來源：
National Museum of Health and Medicine, AFIP
https://www.orau.org/health-physics-museum/
collection/shoe-fitting-fluoroscope/index.html

X 光應用：牙齒篇

「在 X 光登場的前 10 年，除了軍隊以外，只有牙醫立刻把 X 光引進例行的醫療程序中。」[1]

牙科史上最偉大的發明是什麼？怕痛的人應該會說是麻醉劑，那牙刷應該也有前 3 名吧？牙醫可能是最熱情擁抱各種大小發明的醫療科別，從生活道具到必備的醫材，口腔的健康需要很多研發來成就。

X 光的現身，可以說是牙科裡的 Google Map，讓牙醫師更能精準找到治療目標，還能看見牙齒的內部狀況。因為 X 光在醫學上應用最廣的地方，除了骨頭就是牙齒。

現在我們到牙醫診所拍攝 X 光片，幾乎像按門鈴一樣，「嗶」的一聲就拍好了，但 100 多年前，你得要等 25 分鐘。

史上第一張牙齒的 X 光照片，是 1896 年 1 月在德國拍攝的，整整花了 25 分鐘才拍好。拍照的是一位德國牙醫師，就在 X 射線論文發表後的 14 天，這位奧圖沃克霍夫（Otto Walkhoff）醫師，在德國被尊稱為牙髓病學第一人的他，當時請一位物理學教授協助，拍了第一張口腔的 X 光照。根據他的說法，那 25 分鐘真是一種折磨，不過成果太令人開心了！[1]

同年 7 月，美國牙醫師凱爾斯（Edmund Kells Jr.）發表了他拍攝助理的口腔牙齒 X 光片，並介紹給在牙醫協會與會的醫生們。

凱爾斯醫師終其一生都在宣導以根管治療來取代拔牙，他認為輕率的拔牙會造成身體其它部位的感染。所幸靠著 X 光的發現，讓當時的牙醫師能盡可能的保留住口中的牙齒，所以他也被譽為「牙科射線之父」。

此外，凱爾斯醫師對發明也很有興趣，他本身擁有 30 多項發明專利，例如牙醫廣泛使用的電動抽吸裝置，沒有這個發明之前，都是用海綿來吸乾口腔的水血。他對於 X 光能照出牙齒的結構驚豔不已，因此致力於推廣這項技術並率先導入，也是第一個設有電力裝置的牙醫診所。

X 光除了能偵測蛀牙，還協助了牙醫師發展出早期的牙齒矯正術，而且還是許多重大刑案、災難現場的神探。

牙齒 X 光安全嗎？

第一位勇敢的德國牙醫師沃克霍夫拍照後，他的副作用是掉髮。不過那是 120 多年前的事了，感謝科技的飛躍，現在拍一次牙齒X光照的幅射劑量為 0.005 毫西弗，一趟台北飛美國西岸的機上輻射就有 0.09 毫西弗，是牙齒 X 光的 18 倍。

根據國際放射防護委員會（ICRP）的規範，100 毫西弗以下的劑量（單次或多次），並不會造成身體上的危害，就算搭飛機也不用擔心。而且以這樣的劑量去算，得拍 2 萬張牙齒的 X 光片才會達到，所以一般人一年拍上數次，是不會有健康上的疑慮的。

名畫不露齒笑的原因

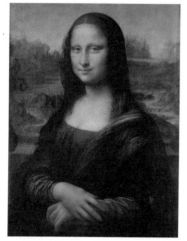

一名喬裝坐在輪椅上的男子，朝羅浮宮的鎮店之寶「蒙娜麗莎」丟了一塊奶油蛋糕，群眾驚呼聲此起彼落，趕緊拿出手機拍下這慌張的時刻。這是 2020 年 5 月 30 日發生在法國的社會新聞，還好這幅達文西最出名的畫作之一，被防彈玻璃保護得好好的，蒙娜麗莎繼續露出她神秘的微笑。

但你有想過，為什麼她沒有露出牙齒呢？

仔細觀察整個文藝復興時期的所有人像畫作，上從王公貴族到尋常百姓的肖像，你大概很難找到有露齒笑的畫。除了不符合當代的美學，那個時期的人普遍牙口不好，萬一蒙娜麗莎本人缺了幾顆牙，那該有多掃興？

以法國來說，17 世紀因為糖的出現，甜點成了奢侈品，自然是宮廷貴族才能盡情享有的，所以讓這些王子公主的蛀牙狀況更糟糕，怎麼可能露出缺牙的表情？據說太陽王路易十四因為嗜甜與暴飲暴食，牙齒在壯年就掉光。

當時因為牙醫還不是獨立且被尊重的科別，所以大多是由理髮師或鐵匠來執行拔牙的任務（驚嚇）。

一直到 1699 年，巴黎醫學院才制定了「牙齒專家」這樣的認證學位，當時的巴黎僅有 21 位牙醫師，其中一位是皮耶費查 (Pierre Fauchard)。他靠著精湛的技術與仁心仁術，有別於當時一蛀牙就拔掉的手法，將口腔醫學列入一生精研的項目。

他提出了許多影響牙醫與口腔健康的見解，例如牙醫應該研究如何保住病人的牙齒，以補牙作為保住牙齒的方法，還開創假牙修復技術，以及將牙套引進牙醫學中。他在 1723 年出版了《外科牙醫學（Le Chirurgien Dentiste）》，是史上第一本最完整的牙醫行醫記錄，被譽為是 18 世紀初牙齒科學知識的大成。這本厚達 700 多頁的手稿有許多原創元素，例如對牙齒發育不良的描述，替換缺牙的修復裝置，以及牙科器械的類型和使用的創意。他後來被尊為「現代牙科之父」、「口腔外科大師」，法國在 1961 年推出他逝世 200 週年的紀念郵票，以緬懷他的成就。

X 光機請進場

那 X 光在牙齒治療的過程是如何擔任要角的？雖然英國的牙醫師在 1896 年就將牙齒 X 光列入例行檢查的項目，但是過於昂貴的價格與初期不夠安全的考量，一直到 1950 年代才普遍被使用。台灣的第一台 X 光攝影機則是在 1911 年購於德國，供當時的臺灣省總督府醫院使用。

簡單的說，X 光照片就是專屬於個人的牙齒地圖，能輔助牙醫師更精準的針對各種牙齒問題作出治療，還能預測牙齒的生長情況，以估算如何矯正牙齒的咬合，也因此進而發展出口腔與牙齒的矯正術。X 光的神力包含這些：

1. 發現蛀牙的缺損範圍與填充物
2. 發現牙齦疾病與腫瘤
3. 發現牙齒病變
4. 牙根與根管數目、是否有鈣化及彎曲等
5. 協助制定植牙、拔牙與牙齒矯正等醫療計畫

如果路易十四在世時，牙醫跟甜食一樣普及的話，說不定整個文藝復興時期的畫作都會變成咧嘴大笑的樣子。

破案現場，有請牙醫師

1998 年 2 月 16 日，一架從峇里島飛回台灣的華航班機，降落時失速墜毀在桃園大園機場，機組員與乘客全數罹難，含地面 6 位受難者，這起空難前所未有的造成 202 人死亡。因為許多遺體焦黑破損難以辨識，身為牙醫師的前衛福部長陳時中，當年也參與了遺體鑑定工作。

根據他受訪時的回憶，當年他負責比對的工作，第一個拿到的遺體是只剩一半的頭顱，這還算是比較好辨識的。他一整個月都在牙醫師公會的辦公室裡，面對健保局的就醫紀錄與 X 光片等資料，比對頭顱內的牙齒狀況，壓力山大。但一想到這是在幫助罹難者回家，能稍微撫慰受難者家屬的心，意義重大。

類似的大型災難發生時，牙醫師都是第一時間協助鑑定的專科醫師，原因就在於牙齒的 X 光片是人死後最後的身份拼圖。相較於 DNA 比對的曠日費時，牙齒的 X 光片能更快速有效的辨識身份。

證件照不能露齒笑

你有沒有拍照不符合規定被退件的經驗？例如，拍照不能露齒笑。來看看外交部的護照照片規定，第 3 條是這麼寫的：

「眼睛正視相機鏡頭拍攝，兩眼必須張開且清晰可見，表情自然不誇張且嘴巴合閉（不露齒），並自然地顯現出皮膚的色調，有合適的亮度及對比。倘因生理因素嘴巴無法閉合者例外。」

英國的規定也很有趣：必須面無表情（不能愁眉苦臉也不能笑），而且嘴巴也要閉起來。美國的話是可以笑，但不能「誇張的笑」，且眼睛不能閉起來。

照片不能笑的原因跟以前的人滿口爛牙不同，單純是因為笑起來人的臉會不太一樣。當肌肉拉緊，顴骨上揚時會讓移民官比較難以辨識。雖然現在有自動人臉辨識系統能快速通關，不過傳統的海關在分辨護照與本人時，通常是先看臉上的特徵（如痣），或從眼睛、鼻子、嘴巴等五官依序判定。真不行時也會以耳朵來看，因為這個地方很難整形，所以照片上的耳朵也不能遮住，就是這個原因。

註 1：https://www.researchgate.net/figure/Left-Otto-Walkhoff-Right-Walkhoffs-dental-radiographs_fig3_340444478
本篇參考資料：《科學期刊 /491 期》、臺大醫院影像醫學部

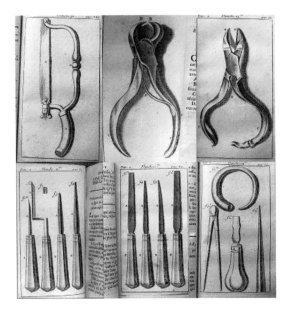

17 世紀晚期，現代牙科之父皮耶費查（Pierre Fauchard）在研究口腔外科期間，發明的牙醫外科工具。由上左至右，依次是鋸子、鑷子（兩種），下左至右為銼刀 (兩張照) 與手鑽。現在看起來還是很具震撼力，因為光看圖片牙就痛了。
圖片來源：
https://commons.wikimedia.org/wiki/File:Instruments_cr%C3%A9%C3%A9s_par_Pierre_Fauchard.jpg

X 光應用：犯罪篇

「兩位被槍擊的美國總統，一個不幸身亡，另一個則是靠著 X 光成功度過劫難。」

眼見為憑，大概是形容 X 光本事最貼切的話了。

1881 年 7 月 2 號的早上，時任美國第 20 屆總統詹姆士加菲爾（James Abram Garfield），準備搭火車前往紐澤西州時，遭到近距離暗殺。他被開了 2 槍，一槍從手臂貫穿，另一槍則是從背部打斷肋骨，但子彈留在腹部。

加菲爾總統被槍擊後，醫師群有各種推測，按傷口方向揣測子彈停留在體內的位置，問題是沒人敢確定，因此一直到 2 個半月後他過世，都沒有動刀找出那顆子彈，加菲爾成為只有做了 6 個半月的美國總統。

X 光是在他遇刺後的 14 年才出現，來不及挽救他的命運，不過一百年後 X 光卻救了另外一位總統的命。

1981 年 3 月 30 號，在加菲爾總統被槍擊後的 100 年，又有一位美國總統遇刺。這次是剛上任 2 個月的雷根（Ronald Wilson Reagan），他被暗殺者開了 6 槍，其中 5 發子彈打中了總統身邊的工作人員，雷根被擊中左腋下靠近心臟附近只有一英吋的距離。

當時的 X 光技術已經是各大醫療院所、人人都能安全使用的標準配備，整個新聞跟 100 年前討論的焦點完全不同。再也沒有人擔心找不到總統體內子彈的位置，反而聚焦在兇手的荒謬行兇動機，因為該槍手單純只是為了引起當年才 13 歲的好萊塢女星茱蒂佛斯特（Jodie Forster）的注意才去暗殺總統。

雷根也成為美國史上第一位遇刺後生存的總統（不得不說美國人真的很愛暗算他們的總統）。

另外一位在當天槍擊案受傷的新聞發言人布雷迪（James Brady）就沒那麼幸運，子彈貫穿他的腦部，但還好 X 光的進階版─電腦斷層掃描（Computed Tomography，當時還稱為 CAT）已上市 9 年，當時的放射科醫師還特別指出，CT 真的太棒了，因為能正確指出血塊的位置，讓外科醫師可以立刻動刀。這個手術長達 7 個小時，除了清除血塊，還清除碎骨組織與子彈碎片，雖然布雷迪術後半身不良於行，但終究保住了性命，也多活了 33 年。

2000 年，白宮的新聞室以他為名，改為「詹姆士布雷迪新聞簡報室」，以紀念他在劫後餘生的日子裡，都致力於美國嚴格的槍枝管制。

法院裡的 CSI 犯罪現場

除了在醫療上扮演「醫師好幫手」，X 光也瞬間成為講究證據的法庭主角。

就在發現 X 光的同年底，一名加拿大的年輕人康寧思在耶誕節時跟人起了衝突，被另一名年輕人霍德朝腿部開了一槍。當年的蒙特婁大眾醫院的醫師們，兩手一攤的說，無法確定子彈卡在腿部的何處，所以只能任它停在康寧思的體內。

莫非又要重演當年美國總統加菲爾的故事了嗎？還好那時候 X 光發現不到 2 個月

就聲名大噪，康寧思決定以這個「倫琴教授最新的攝影技術」來控告槍擊他的霍德。

果然，在他接受 40 分鐘的 X 光拍攝後，醫師根據清楚的照片找到了子彈的位置，讓他能帶著子彈、以及這張重要的 X 光照片告上法院。加拿大的法院接受這樣的證據，並判槍擊者霍德 14 年的刑期，這也是史上第一宗因為 X 光片而「破案」並定罪的案例。

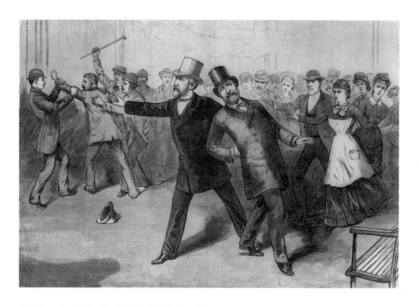

美國第 20 任總統加菲爾被槍打中向後倒，布萊恩在身後扶住呼救。左側是群眾制服槍手吉托，原載《法蘭克·萊斯利畫報》
圖片來源：
https://commons.wikimedia.org/wiki/
File:Garfield_assassination_engraving_
cropped.jpg

X 光應用：日常篇

1897 年，法國政府為巴黎海關設置了一台 X 光機，是 X 光機踏出醫療產業之外的第一個應用。

現在每個機場都會有好多的 X 光機，負責看守國門的任務，但那些 X 光透視出來的影像，跟我們平常在醫院看的不太一樣。

2022 年 9 月 25 日，在德國慕尼黑機場，安檢人員發現了一個不尋常的物品。X 光機的安檢螢幕上出現了一個彎成半月型，看起來像個巨大可頌的物品。一打開行李箱所有的人都嚇一跳，裡面竟是一條全身被膠帶與保鮮膜捆綁的白化鱷魚，只留一個小洞給這可憐的小傢伙呼吸，走私者竟企圖將牠帶上飛機。

機場的 X 光機再次立了大功，走私者除了被沒收物品，還被罰以 7 萬 5 千歐元的罰金（合台幣約 200 多萬）。根據聯合國的數據，動物走私是僅次於毒品、假鈔與人口販賣的全球第 4 大犯罪。

每天進出機場的人數以萬計，海關最重要的工作之一就是透過 X 光機來抓出危險的違禁品。機場的 X 光機，透過原子序的排列高低，出現的影像會有藍色、橘色或黑色等等，例如藍色偏灰是金屬物品（刀械、工具、電腦）、橘色是有機物（如水果、食品類或是新聞裡的鱷魚等活體有機物）。海關安檢人員憑著 X 光機掃出

來的形狀、顏色來找出可疑物品，包含超過規定數量的現鈔、菸酒等等。如果少了這台最重要的機器，機場裡會有多亂？請各位發揮您的想像力。

古文物的解密師

2015 年 11 月的一則新聞報導，正修科技大學文物修護中心與陳澄波文化基金會合作進行畫作修復計畫。

修復期間，發現有些作品的筆觸與線條肌理，有些地方不太合理，於是將上百幅珍貴的畫作送到高雄長庚醫院做 X 光掃描，果然發現 75 幅收藏的畫作裡，竟有 22 幅「畫中有畫」。例如其中一幅「嘉義公園一景」，經 X 光機掃描後的底圖竟是 2 個裸女，被表層的油彩覆蓋起來。

一樣的場景也出現在荷蘭。2008 年荷蘭的台夫特理工大學（Delft University of Technology），發現在梵谷的畫作《一塊綠地（Patch of grass）》裡有不尋常的陰影，於是用 X 光機發現，這塊綠地下藏著一位陰暗的農婦。

根據推測，這兩位畫家當時的物資不豐，會重覆使用能夠以油畫顏料覆蓋的畫布，多虧了有 X 光機的解密，讓大家瞭解藝術家們當年創作的更多細節。

但引起更多人驚嘆的，是 X 光還「數位開箱」了封存 3 千年的木乃伊。

什麼？現在還有沒有被拆開研究的木乃伊嗎？ 1881 年發現的古埃及第十八王朝法老，阿蒙霍特普一世（Amenhotep I），因為其完整的包覆與精緻的裝飾，是至今唯一一具沒有被科學家解開繃帶的木乃伊。

2019 年 5 月 4 日，由開羅大學的放射學教授沙林姆（Sahar Saleem）和埃及考古

學家哈瓦斯（Zahi Hawass）協同，用 X 光技術的電腦斷層掃描，在不碰到這尊塵封已久的木乃伊情況下，進行了數位開箱。

他們驚奇的發現，這位法老過世時年僅約 35 歲、身高約 169 公分，有完整的牙齒且沒有明顯外傷，而他也是第一位雙臂交叉、未被取出大腦的法老。

X 光讓這位法老在如此「不接觸」的狀態下被世人所窺視與研究，也許是護身用的聖甲蟲發揮了作用？讓沉睡了 3 千多年的木乃伊持續不被破壞與打擾。

IC 產業與農民的神探

據新聞報導，每年電子產業的元件假冒事件層出不窮，因為高額的利潤讓假冒品不斷，市場估算導致產業損失超過 50 億美元。

半導體 IC 封裝或電子零構件，主要都是大量生產，很難用人工來進行龐大的檢測工作，所以使用 X 光的穿透性來觀察內部的缺陷，能提高產品良率。而另一個最大的作用就是抓出仿冒品與非正品（如從舊產品拆下後偽裝），也能靠 X 光的精準比對，抓到產品小偷。

X 光的另一個妙用，跟水果有關。

雖然說「中醫不切西瓜」，藉由水果生長的外貌、重量或其它特徵，大概能猜出水果甜不甜。但你能抓得到蟲害嗎？

泰國榴槤因為容易有蛀果蛾，澳州當局曾規定了嚴格的抽驗比例，高達 60%。這意思是，如果進口 1 千個榴槤，就得切開 600 個來檢查。那切開的還能賣嗎？當然只能報廢，不僅是浪費資源，也相當不符合經濟效益。

外表看起來正常的蘋果，經 X 光發現密度的差異，能找到被真菌感染的蘋果果核。透過 X 光檢查，能降低農損。

2018 年底，臺灣大學與中興大學聯合研發了「水果 X 光影像蟲害自動辨識影像處理演算法」，來快速檢測水果上是否有殘留病蟲害，大幅節省時間及人力，能降低退貨機率與農損，準確度高達 99%。

在國家科學及技術委員會的「未來科技館」網站上，你可以看到 2 張照片，比對正常與有蟲害的蓮霧 X 光影像，當然不用切開就能看得到，這不就是神探級的功夫？

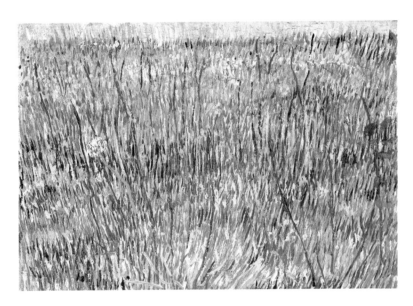

梵谷的畫作「一塊綠草地（Patch of grass）」，
你看得出來裡面原來藏了一位農婦嗎？
圖片來源：
https://commons.wikimedia.org/wiki/
File:Vincent_van_Gogh_-_Patch_of_grass_-_
Google_Art_Project.jpg

披頭四與電腦斷層掃描

X 光遇上電腦會怎麼樣？當這兩個時代新科技碰在一起，產生的絕妙變化又更進一步深化了影像醫學的細緻與全面性。

接下來登場的是以 X 光做為基礎而發展出的「電腦斷層掃描（Computed Tomography）」。

有賺錢的披頭四，才有救命的電腦斷層掃描

「Let it be, let it be, let it be oh let it be……」你是否會哼唱這首披頭四的名曲？想不到在醫院廣泛使用、能幫助早期發現身體內部問題，如腫瘤、顱內出血、心血管疾病與肺癌等等，俗稱「CT」的電腦斷層掃描，它的問市竟然跟史上最偉大、唱片總銷量達 8 億張的冠軍樂團披頭四有關。

在 X 光現身後，有許多科學家與醫師都想藉由這項技術更上一層樓，想更深入看到人體內部的構造，直接找到病灶。

不同於 X 光被發現後，幾個月內就火速運用在醫學上，升級版的 CT 一直到多年後才成功。妙的是，這台機器還是家唱片公司出品的！ 1972 年 11 月在芝加哥舉辦的北美放射科學會上，就屬 EMI 的攤位最拉風！因為科學界一直想窺探人腦（活的人而不是死後解剖）的美夢終於成真。

EMI 這個名字對喜愛音樂的讀者來說應該不算陌生，它曾是稱霸一時、全球四大唱片公司之一（2011 年被環球音樂與 Sony 併購）。這從它的全名「電子與音樂工業公司（Electric and Musical Industries）」就看得出來當年有多斜槓，這家公司的投資範圍橫跨工業與音樂。那披頭四怎麼會跟 CT 有關？

時候到了，X 光變成 X 光 Pro

讓我們用第一次 CT 掃描的時間（15 個小時）來看這一段歷史。開什麼玩笑這也太久了吧？千真萬確，當年就是花了這麼久的時間才掃得出你要的檔案。

而且第一代的 CT 還只能掃描腦部，因為 X 光稱霸醫學界多年，大部份看到的都是骨頭，因此還有什麼比透視人腦更吸引人的技術呢？所以當 CT 發明後，焦點都集中在人的腦部。

在 X 光被發現後，許多科學家都在研究怎樣讓它有更強大的應用，但都限於當時的技術與資金，就這樣多年過去（約 77 年）都停滯不前，可見它有多不容易。

EMI 公司擁有工業設計與剛崛起的電腦部門，一位只有高中畢業但卻有著過人運算能力的天才工程師郝殷斯費（Godfrey Newbold Hounsfield），發展出前所未有的新兵器。喔對，也不能忘了還有當時英國衛福部的大力支持。雖然 EMI 公司從未承認是披頭四唱片的熱賣才讓研發人員有經費，但以當時披頭四走紅的程度，貢獻了整個 EMI 公司一半的營收，才會有「沒有披頭四就沒有 CT」的說法。

第一位 CT 的使用者，是位疑似出現腦瘤症狀的 41 歲女性，醫師為了確定這個懷疑，她躺在當時最先進的儀器上，而且須一直保持靜止不動的姿勢，頭部還環繞著水袋與水箱，為了拍照得熬過漫長的 15 小時。

這張史上第一張人腦的 X 光片也救了她一命，因為掃描結果真的在腦部看到不尋常的暗色圓形腫囊，驗證了醫師的推測，當下就動了手術。

現在呢？ CT 掃描一個部位大概只要 15 分鐘，比喝一杯咖啡的時間還快。

直到今天，CT 都是醫院裡最重要的機器。CT 的發明者郝殷斯費與 CT 所需的演算法數學研究學者柯馬克（Alan Cormack），共享了 1979 年的諾貝爾生理學或醫學獎的榮耀。

靈媒的抗議與法院的判決

2022 年 9 月，美國紐澤西州一位 76 歲的婦人因為肩部疼痛不已，到急診室就醫，經電腦斷層掃描後發現左肺有癌細胞，因為已擴散到脊椎與肋骨，才會出現莫名的疼痛，但因為太晚發現，在就診後 25 天就過世。

類似的新聞你應該不陌生，很常看到。許多人因為身體沒感覺，也沒有定期健康檢查，所以疾病來的又急又快。

你也可以說，電腦斷層掃描的發明可能比算命師的預測還要準，而且歷史上還真的有靈媒與這台機器鬧上法庭的記錄。

1986 年一位美國婦女上法院控告位於費城的天普大學（Temple University）附設醫院，理由是：因為做了腦部的電腦斷層掃描而害她失去通靈的能力。這會不會太離奇呢？來看看她振振有詞的說法。

這位名為海蜜絲的婦女，在 CT 剛普及的 10 年前，對，距離她接受治療已經是 10 年前的事，不知為何讓她在 10 年後才對治療她的天普大學醫院提出控告。她的說

法是，因為她曾有反覆發作的腦瘤問題，為了進一步診斷，醫師建議做更精密的電腦斷層掃描，雖然她對於要注射強化顯影用的對比劑有疑慮，但醫師還是堅持這樣的作法，請她去做 CT 掃描。

從此她不僅常常嘔吐、頭痛，更重要的是她因此失去通靈的能力，無法透過這樣的天賦去預言或阻止憾事的發生。例如她的兒子就是沒能在她預知能力發揮的當下車禍死亡，年方 20 歲。她說：「原本這是一場可以被阻止的車禍。」她也找了許多認證她確實有通靈能力的證人，甚至還有受過她協助偵破命案的警探。

陪審團聽完她的說法，不顧法官的好說歹說，判定天普大學附設醫院必須賠償她98 萬 6 千美元的天價賠償金。在這件事發生的前 3 年，也就是 1983 年，CT 已被美國法庭正式認可為標準醫療程序的一部份，但 CT 可以掃描人體，但卻不能告訴我們它是否也會傷害到「通靈」這種天賦。

通常陪審團的決議是不能推翻的，但當時的法官還是否決這項賠償，原因是陪審團決議讓法官驚訝到喘不過氣還差點從椅子上摔下來，他認為這項判決幾乎動搖了司法正義。也許這位女士真的有我們不知道的超能力，但如同當時一位放射科專家卡內爾的質疑：「如果她真有通靈能力，為何不能預知 CT 會對她造成傷害？」

電腦斷層掃描不知道拯救了多少人的性命，就這一點，可能比靈媒更值得尊敬。

X 光與 CT 的差異？

X 光是開啟影像醫學的第一道光，經過世代改良，到今天仍是重要又最方便取得的人體透視技術。俗稱 CT 的電腦斷層掃描，可以把它當成是 X 光的「3D 立體版」。一樣是利用 X 光的技術，但透過多角度拍攝身體不同部位，再透過電腦的協助運算大量資料，重組成影像。電腦斷層掃描的優點就是普及率高、速度快、價格低。

X 光與 CT 比一比：

X 光：大致上的輪廓影像，最常使用在骨折、肺水腫、瘀血與肺部檢查。X 光能穿透充滿空氣的器官如肺部，如果有東西「擋住」它，就會出現白點，就能知道那個部位有問題，若體內有結石或鈣化，也會因此跟周遭組織不同而被揪出來。

CT：同為非侵入性掃描，但輻射劑量較高，需經醫師詳細評估後使用，通常是為了看一般 X 光看不到的更多細節。例如以下這些項目：

頭頸部：外傷、中風、腫瘤……等

胸腔：主動脈剝離、動脈血管狹窄、腫瘤、肺癌……等

腹部：內臟相關疾病

影像醫學的好朋友：顯影劑

雖然很厲害，但不論是 X 光、CT 或是 MRI，都有它們的局限，得靠好朋友來幫忙。就像魔術師需要道具、做菜得靠鹽來提味。顯影劑（Contrast media）又稱為對比劑，用來輔助 X 光、CT 與 MRI 的檢查更精準，因為人體有些地方是「照不太出來」的，得靠這些道具來幫忙，加強影像以供醫師判讀。

常用的顯影劑可分為注射與口服兩種，能強化以下器官的影像：

● 內臟器官：心、肝、腎、子宮與膀胱等等

● 腸胃道、血管

● 軟組織如脂肪與肌肉、乳房、大腦

以血管攝影檢查來說，透過顯影劑的幫助，能仔細看出血管的出血部位、腫瘤與動脈異常等情況，十分重要。

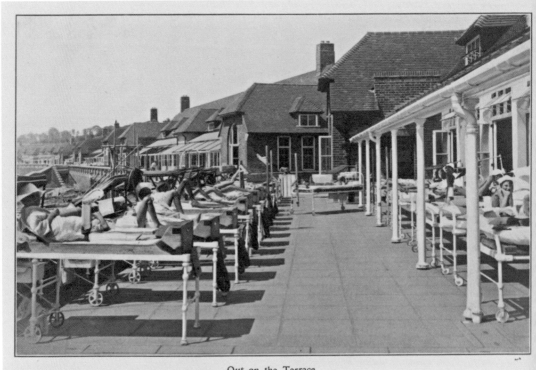

Out on the Terrace.

患有肺外結核，尤其是骨骼和關節結核病的兒童，躺在英格蘭漢普郡奧爾頓 Treloar
醫院露台的床上，接受陽光照射，作為他們接受光療的一部分，時間約 20 世紀上半
圖片來源：
https://commons.wikimedia.org/wiki/File:Sun_therapy_at_Alton_Hospital_
Wellcome_L0074520.jpg

光療：從太陽來的靈感

作家張曼娟在她的臉書提到，多年前看了一部電影，講的是失聰的父母親有位正常聽覺的女兒。有天爸爸問女兒：「陽光是什麼聲音呢？」女兒說：「陽光沒有聲音啊。」聽不見的爸爸感到驚訝，這麼好、這麼重要的東西，竟然沒有聲音？

雖然陽光沒有聲音，但它卻很療癒。

除了是生命的三大元素，還是醫師的處方箋，例如每天曬 15 分鐘的太陽，就能合成身體所需的維生素 D，預防骨質疏鬆。

光療的起源

「聰明的人都選這位『太陽先生』做他們的家庭醫師。」～ from J. Mace Andress and W.A. Evans. Success and Health. Canadian Hygiene Series. Toronto: Ginn and Company, 1925

光療的歷史可簡易分為「天然的日光」與「人造光」兩個階段。

人類自古就崇拜太陽的力量，將其神話，光，是神的道具。希臘神話裡的太陽神阿波羅，除了是光明之神，同時也有真理、預言與治病的能力，是希臘神話裡最多才多藝的神。耀眼的金色光芒照著大地，不僅滋養萬物，還能療癒身體。

光就是藥。

西元前 1550 年，古埃及與印度人就知道將「大阿米芹（Ammi majus）」的汁液塗抹在患者身上的白斑病塊上，再讓他們去曬太陽，以做為治療的手段。這是歷史上最早被記載的光療法，也是日後治療乾癬等皮膚病與「光化療法（Photochemotherapy）」簡稱 PUVA 的起源。

家樂氏玉米片的正確吃法是配日光浴？

你應該有聽過或吃過「家樂氏玉米片」吧？這是由一位美國醫師約翰凱樂氏（John Harvey Kellogg）所發明的產品，並以他的姓氏命名，中文品牌名是「家樂氏」。但也因為這商品太受歡迎，反而讓世人忽略他在醫療上的許多成就，例如他正是光療法的先驅之一。

凱樂氏醫師除了是位外科醫師，還是營養專家、發明家與成功的商業家。他管理著名的密西根州「巴特爾克里克療養院（Battle Creek Sanitarium）」，引進許多自然的物理療法，例如水療、電療、運動療法與光療法。包含發明家愛迪生、福特汽車創辦人亨利福特與美國第 27 任總統威廉塔夫脫，都指名凱樂氏醫師。

在他的醫療專利發明中，有一個以燈泡的光做為治療方法，稱為「熱輻射浴（Radiant Heat-Bath）」，因為安裝了許多的鎢絲燈泡（每個櫃子有 48 顆），所以又被稱為「燈浴」。還有能躺在有輪子的床上的版本，號稱能治療腎炎、中風、高血壓與動脈硬化。

他號稱在療養院治療過上千個案例，靈感來自於密西根州陰暗的氣候。這套設備在 1893 年的芝加哥世界博覽會上推出，但美國人好像不太買單，反而是在歐洲造成大流行。據當時引進這種燈浴的化學家 Willibald Gebhardt 自豪的說，英國國王愛德華七世透過這樣的光療法治好了苦惱的痛風，德國皇帝威廉二世也跟著仿

效。國王都愛用的產品，讓整個歐洲的貴族都不落人後的加入光療的行列，變成時髦的活動，據說機器還登上了鐵達尼號！

他在 1910 年出版了《光療法（Light Therapeutics）》，是特別寫給醫學生與從業人員的使用手冊，內容描述他所使用的光療法，包含脊椎、腰、肩、臀與關節等等。

下次吃家樂氏玉米片的時候，也許你可以在陽光飽滿的時刻享用，說不定還有額外的療癒效果。

最少的衣服跟最多的陽光才有效

幾乎是同一時期，在歐洲也有一位醫師，提倡更天然的手段：日光療法。

1903 年的某一天，瑞士阿爾卑斯山上，有一群小朋友赤裸上半身滑雪，或在雪地裡遊玩。看起來好像有點瘋狂，但這不是瑞士的傳統，也不是什麼特殊節日，他們是一群患有結核病的病童。

瑞士的醫師奧古斯特羅利爾（Auguste Rollier），受到芬森醫師研發的芬森燈啟發，開設了以日光療法為主的研究所。透過陽光來治療當時的流行病「骨骼結核病（Skeletal tuberculosis）」。他認為高山的冷空氣與日光結合對身體有益，那時還沒出現抗生素療法，當時他的診所靠這樣奇特的方式，治癒率高達 8 成。

原本是外科醫師的羅利爾，改以日光做為研究有兩個原因，一個是他的好友因為骨結核病而被切除髖關節與膝蓋，因此自殺，加上他的未婚妻也患有肺結核，所以決定改變專業成為「太陽醫師」。當時的結核病堪稱人類史上最嚴重與普及的傳染病，據估計，當時每 5 位成人就有 1 人死於結核病，1850 到 1950 年間約有

10 億人病歿。有 9 成 5 的孩童在青春期之前都會被感染，並嚴重影響全身健康。選擇高海拔的地區做為療養院所是因為高山能接收到的紫外線比平地更強烈，臉、皮膚與骨骼的結核菌無法承受這樣的光照，因此治療效果十分明顯。

諾貝爾等級的光療法現身

來看一張老照片。這張奇特的照片拍於 1900 年，在那台巨大的機器之下，4 位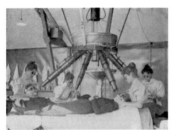護士與 4 位病人，分別戴著墨鏡，他們正在進行什麼神秘的任務嗎？這是醫學先驅尼爾斯芬森（Niels Ryberg Finsen）的名作：芬森燈（Finsen Lamp）。[註 1]

芬森可以說是將光療法帶到醫療等級的第一人。來自寒冷的冰島，芬森自小體弱多病，患有貧血、心臟病與腹水，並常感到疲倦，他相信陽光對人體有幫助，所以花了許多時間研究光的作用，還說因為身體的病才造就了他的研究。

醫學院畢業後，成為解剖學的教授，但他畢生最關心的還是光與人類之間的一切可能與希望。他在 1889 年發現了紫外線的作用，短波長的紫外線有刺激生物組織的能力，例如殺死細菌。雖然他不是發現紫外線功能的第一人，但在 1895 年設計了一種前所未有的裝置，就是所謂的芬森燈，是一種由碳弧做成的人照光，他與哥本哈根電廠合作，每天用 2 小時的紫外線照射治療患有「尋常狼瘡（Lupus vulgaris）」的病人。

這種因結核病菌所引起的皮膚感染，病程緩慢又痛，會擴散到整個臉部，沒能治療的情況下就是毀容。在當時，幾乎所有的治療方法都對這種病無效，一直到芬森的光療，才真的發揮了作用。他在 1896 年成立的光療研究所，治療了 800 名這

樣的患者，一半的人獲得治癒，其他人也都獲得大幅改善。

他的靈感也與瑞士提出日光療法的羅利爾醫師有關，因為不穩定的日照與氣候，促使芬森研究出人工且穩定的光照療法。所以我們也可以說：芬森是現代第一個「把光變成藥」的人。

比 X 光的發現還要早 2 年，他在 1893 年出版《光對皮膚的影響（Om lysets indvirkninger paa huden）》，成為光療的先行者，也因為他的成功，影響了日後 X 光做為放射療法的靈感。1903 年他因為這樣的成就獲得諾貝爾生理醫學獎，但不幸的是在隔年就以 43 歲的年紀，英年早逝。

把 X 光變成武器

在 X 光被發現後，醫學界就用毫不猶豫的速度進行人體研究，例如用在乳癌、皮膚癌甚至是胃癌與白血病等。事後證明這些醫學先驅們的大膽嘗試是對的，為現在的癌症放射治療奠下基石。

1901 年，奧地利籍的放射醫學教授利奧坡佛洛伊（Leopold Freund），成功的用 X 射線治療了一位患有因黑色素細胞產生的多毛痣 5 歲小女孩。佛洛伊教授是第一位將放射線療法導入醫療的人，被認為是這種療法的創始者。他在 1903 年首次出版了第一本放射療法的教科書，還陸續發表了職業病的相關療法，以及如何利用 X 光去檢查建築物等的相關文章。

放射療法簡介

X 光除了它的透視力能幫助醫師探查人體內部的結構，也因為它的「破壞力」，被應用在癌症治療上。

所謂的「放射療法」，就是以放射線去破壞腫瘤細胞（癌症），來達到治療的效果。放射線包含了 X 光、電子、質子與中子……等等，但礙於其特性、設備與諸多考量，全世界絕大多數的放射治療都是以 X 光為主。以 X 光為主的放射治療，又因為它是由許多稱為「光子」的微粒組成，又被稱為「光子療法（Photon Therapy）」。

放射療法是以高出 X 光檢查好幾倍的能量，去破壞癌細胞，防止它生長與增殖，以達到控制的目的。它只會針對特定的腫瘤部位去照射，就跟拍攝 X 光一樣，不會有感覺，且盡量在不傷害正常細胞的情況下，只破壞癌細胞。

有些手術也會先用放射療法，將癌細胞縮小後再切除，稱為「前輔助性治療」，例如直腸癌與胃癌；或是手術後再進行放射療法，稱為「輔助性治療」，為加強控制以免復發，像是乳癌與口腔癌。

X 光之外的另外兩種放射療法為：

1) 質子治療：在腫瘤內釋放能量，較不傷害正常組織，費用高、技術難、治療時間較長，以及普及率低

2) 重粒子治療：以原子核射束治療（如碳離子射束），與質子治療特性類似，能直接針對腫瘤細胞破壞，減少損害正常細胞，但難度最高、破壞量也最大

註 1：芬森燈
圖片來源：
https://en.wikipedia.org/wiki/History_of_radiation_therapy#/media/File:Finsen_lamp-1900.jpg
本篇參考資料：長庚醫院質子暨放射治療中心 / 臺大醫院 /
財團法人台灣癌症臨床研究發展基金會

光電療法：雷射篇

━━━━━

什麼是「發明」？第一次透過想像力或奇思妙想與實驗而來的產物～韋氏字典（Merriam-Webster）

從超市的結帳櫃台到從復活的鄧麗君

「請支援收銀。」

傍晚 5 點半左右，超市結帳櫃台又按下了求救鈴，工作人員忙著將顧客購買的商品放到條碼讀取器前面掃描，嗶、嗶、嗶，手都沒有停過。同一時間，辦公室裡的雷射印表機也有點塞車，快下班了，大家都趕著印出明天開會要用的報告。

你猜到了嗎？如果沒有這些「雷射」相關產品的協助，大家都不用下班了。

條碼讀取器跟雷射印表機，都是眾多「雷射（LASER）」產品的家族成員，許多數不清的產品都冠有雷射 2 個字，例如：雷射唱片（簡稱為 CD）、雷射播放器（CD播放器）、雷射刀、雷射雕刻等等，從民生娛樂到醫療工程，它所衍生與應用的技術幾乎無所不在，真的是從子宮到外太空。

2017 年 5 月，日本 TBS 音樂節目《中居大師說》，為了紀念鄧麗君逝世 22 週年，以「3D 雷射全息投影」技術，重現鄧麗君過去的演唱畫面，眾人驚呼聲不斷，因

為立體的光影彷彿就跟真人一樣，台灣也瘋傳這段影片，因為實在太逼真了。接著該節目又在 2019 年推出「走動的」鄧麗君，她穿著高跟鞋走進舞台，連影子、拖在地上的麥克風繩子都清清楚楚，立體復活的程度比起之前只是站著的畫面更讓人驚奇。這次她還跟日本演歌巨星小林幸子在舞台上對唱日文版的《我只在乎你》，繼續驚呆眾人！這也是雷射的奇蹟。

雷射把光變成頂尖兵器

晚上回到家，大家第一件事應該是打開電燈，讓光照亮室內所有空間。但為什麼一樣是光，雷射可以切割鋼板，還能做成醫療上的手術刀、切除腫瘤，但燈光卻不會讓人受傷？

因為陽光與各種人造光源（如燈泡），是向四周發散的光源，而雷射光是集中、同一個方向的光。所以我們可以把日光與燈泡的光，想像成隨興逛街的遊客，但雷射就像一支步伐整齊一致、嚴格受訓過的軍隊。一樣是雷射，以下兩種應用場景有完全不一樣的結果。

2022 年 5 月，烏克蘭與俄羅斯的戰爭打得如火如荼，俄羅斯放話將出動最新的雷射武器，能打中 5 公里之外的無人機，且 5 秒之內就能將其摧毀。

同時具有破壞力又能重生，如同印度教裡讓人又敬又畏的濕婆神（Shiva），雷射是本世紀醫療與工業上最重要的全能發明。

雷射發明簡史

不同於 X 光，雷射的全名「LASER」其實是一長串英文的縮寫：「透過受激輻射產生的光放大（Light Amplification by Stimulated Emission of Radiation）」。

這是科學家在光領域的突破,單純就把「光」放大這件事,應該就是人類超越自然的成就。但其實距離第一道雷射光的成功發射,也不過是 60 年左右的事情。

1960 年 5 月 16 日,第一道雷射光出現在美國加州的休斯實驗室,這位成功「發光」的人是希爾多梅曼(Theodore Maiman),雖然在歷史上名垂不朽,但得諾貝爾獎的卻又另有其人。

雷射這個偉大的發明要歸功於許多人,無法只有一位最佳男主角。拆解歷史現場,我們把跟雷射發明的相關人,整理簡化如下:

雷射理論始祖:愛因斯坦,被稱為地表最聰明的人類,他在 1917 年提出了「受激發射(Stimulated emission)」的雷射重要理論,但當時的技術並沒有讓他看到雷射的誕生,不過也因此「激發」更多的科學家去做研究。

雷射前身、得獎理論、第一男主角:先有「邁射(MASER)」,才有雷射。這是 1953 年由美國物理學家查爾斯湯斯(Charles Hard Townes)在哥倫比亞大學與另外 2 位學者製作出的第一台「微波放大器」。1958 年他與妹婿蕭羅(Arthur Leonard Schawlow)將邁射推到雷射,透過貝爾實驗室取得專利,並發表論文尋求實驗室高手製造。他們因為雷射的相關研究,前後分別於 1964 年與 1981 年獲得諾貝爾物理獎。雖然湯斯被尊為雷射之父,但同一時期,俄羅斯的物理學家尼古拉巴索夫(Nikolay Basov)與亞歷山大普羅霍夫(Alexander Mikhailovich Prokhorov)在世界的另一頭也對雷射做出貢獻,因此他們 3 人同享了 1964 年的諾貝爾物理獎。

第一台雷射機器的發明者:希爾多梅曼(Theodore Maiman),以紅寶石做為媒介,在 1960 年 5 月 16 日發出史上第一道雷射光。他還將雷射機器的誕生與過程

寫成《雷射之旅（The Laser Odyssey）》。雖然沒有諾貝爾獎加持，但他在科學界獲得許多尊敬與獎項，且入選美國國家發明家名人堂，讓雷射從理論走向實際，他功不可沒。

苦主與最大遺珠：

同一時間，當年跟湯斯在同一所大學，只不過他還是個博士生的高登古德（Gordon Gould），就沒那麼幸運了。他也跟湯斯有過短暫的學術討論，但各自努力，後來他發現雷射的商機與潛力，沒有完成博士學位就離開校園。因為他獨自發展的雷射沒有公開發表與其他人分享，所以當申請專利時已經晚了許多人的腳步。他曾帶著未發表的實驗室記錄，包括雷射的相關設備與第一次寫上「雷射」字眼的筆記，到一家糖果店公證，以證明他的研究努力。但高登古德的專利申請一直被美國的專利局駁回，接著用了近 30 年的時間進行史上最久的一場專利訴訟，一直到1987 年才終於獲得 48 項跟雷射有關的專利。

另一位參與第一台能持續發送雷射機的發明家威廉班奈特（William R. Bennett）也曾說：「古德的確是雷射放大器的原創者，他有權從其它雷射發明，包括我的身上收取專利費。」古德雖然也跟諾貝爾獎無緣，但一樣入選了 1991 年的美國國家發明家名人堂。

所以「雷射的發明」，光是有想像力與理論是不夠的，還得加上很多次、很長時間的實驗並產出穩定、可用的產品，才能算是真正的發明。比起 X 光的意外發現，雷射是人類用盡方法才找到的答案。它的應用也更百花齊放，無所不在，遍及醫療、工業、生活與軍事，都有著讓人無法忽視的耀眼光芒。

近視雷射得先感謝這隻火雞

美國的感恩節是每年 11 月的第 4 個星期四，傳統上家家戶戶都會烤上一隻大火雞。1981 年的 11 月 27 日，一位 IBM 的科學家，來自印度的斯里尼瓦桑（Rangaswamy Srinivasan），用家中感恩節吃剩的火雞做了一項實驗。這可不是在玩食物，當時斯里尼瓦桑博士已經在 IBM 工作了 20 年，他與其他兩位科學家推測，用準分子雷射（Excimer laser），一種氣態雷射，能對活體組織進行蝕刻，而不會造成周遭區域的熱損傷。他將這樣的技術命名為「APD」，是一種雷射光燒蝕技術。

同年稍早，他就已將這樣的技術用在聚合物上進行鑽孔，這也讓電腦產業與印表機等都沿用了這個技術。

在火雞上做的實驗相隔 2 年後，眼科醫師史帝芬特羅克（Stephen Trokel）找上他，與另一位研究員 Bodil Braran 討論，是否能以這樣的技術對眼睛角膜矯正進行手術的可能，這項合作促進了日後飛秒製瓣雷射手術 LASIK 的發展。斯里尼瓦桑被認為是 LASIK 的共同發明人，儘管特羅克醫師不認為這個成就需要跟他分享。

1987 年，眼科醫師瑪格麗特麥當勞（Marguerite B. McDonald）與她的團隊（包含特羅克醫師），執行了史上第一個近視雷射手術，開創了先河，美國食品藥物管理局 FDA 也在 1995 年批准以雷射進行視力矯正。此後，人們的「眼光」，有了更精準的矯正方式。

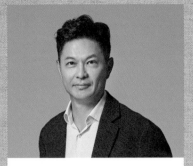

吳孟憲 / 醫師

高雄醫學大學醫學系、國立中山
大學企管系博士候選人,現為澄清眼
科總院長

SMILE® 全飛秒原廠指定手術示範
醫師、SMILE® 全飛秒 /LBV 裸視美
原廠認證醫師、眼科醫學會白內障
手術委員會召集人

SMILE® 全飛秒近視雷射
照亮救火英雄的前方路

在我動過的許多近視和老花雷射裡,不乏各界名人
與同業醫師,但印象最深刻的是一位少見的女性消
防員。

因為有近視,消防員在煙霧瀰漫的災難現場中,除
了要跟火神拼命,還得留意高溫、水蒸氣與護目鏡
之下,眼鏡所帶來的不方便。危險的是火災現場生
死一線,有時還得憑感覺行動,實在不安全。於是
來找我諮詢,評估後我建議她做 SMILE® 全飛秒近
視雷射。

回診時這位打火女英雄開心的說,不用戴眼鏡的日
子真好,而且一有火警她都第一個帶頭衝,因為現
在她看得比其他同事都清楚,不用再提心吊膽,救
災效率更好也更安全。

近視雷射能超越美觀與方便,為我們的社會帶來正
面的影響,幫助救火女英雄看清楚前方的路,是我
沒想過的功德。

眼鏡族小心,黃斑部病變風險猛飆 40 倍

近視可以說是我們人生第一個會遇到的眼睛問題,
大部份的人都輕忽了它的風險,尤其是小朋友的高

度近視，會在中年後引起許多不良的連鎖反應。因為 40 歲以後，高度近視者的眼睛危機竟有這麼高：

● 青光眼多 10 倍
● 白內障多 20 倍
● 黃斑部病變多 40 倍
● 視網膜剝離 100 倍以上

這些病，嚴重者都會有失明風險。以視網膜剝離來說，早期的症狀會有類似飛蚊症、眼睛看東西時突然有像閃電一樣的閃光。如果發現這種現象，要立刻找眼科醫師檢查，看視網膜是否有破洞，初期症狀不嚴重時，透過雷射與多種方案都能治療，千萬不要拖延。

眼睛構造精密，一生都要靠它才能看見世界有多精彩，我常被問到該如何保護眼睛？除了避免近視與度數加深，一般人最常忽略這 2 件事：

1. 定期檢查：
如果你滿 40 歲或有 500 度以上高度近視，至少每年檢查一次。現代人很幸運，透過各種高科技，我們眼球的前半部如角膜、水晶體都能看出各種大小問題。備有高階儀器的院所，還能進一步做眼底斷層掃描，檢查視網膜與黃斑部是否健康，讓醫師與患者都能提早因應。40 歲以上也是乾眼症的好發族群，眼睛太乾會造成角膜破皮或退化。

2. 注意防曬：
眼睛也要防曬。皮膚防曬的概念有了，尤其是女性，大太陽下各種防曬用品都

有，但你的眼睛也防曬了嗎？紫外線對眼球的傷害很大，你想想，紫外線都能造成皮膚老化與癌症，它對眼球裡的水晶體與黃斑部傷害也不會少。如果工作或運動常會接觸到陽光，記得戴上具有遮陽抗 UV 的帽子與護目鏡來保護眼睛。

2mm 筆尖微創傷口，多等 2 年很值得

雖然近視雷射在全球已經發展很久，但這幾年才呈現跳躍式的成長，原因跟一台機器有關。我自己的女兒一考上大學就想做近視雷射，的確，18 歲以上就能做，但當年我評估她的眼睛狀況與現有的 PRK 與 LASIK 手術，認為她比較適合 SMILE® 全飛秒近視雷射，因此一直等到機器引進診所，才由我親自操刀。

使用 SMILE® 全飛秒的優點在於傷口僅有 2mm，相較於 LASIK 能減少 80% 的傷口，安全性再提升，恢復期也更短，沒有角膜瓣位移的問題，也不用擔心 PRK 的疼痛感，這也是許多患者越來越能接受近視雷射的原因。像是急診室醫師、護理人員、運動員與各行各業的菁英，我都建議用 SMILE® 全飛秒近視雷射做為治療的優先選項。

我女兒也從大一等到大三，雖然多等了兩年，但她很開心，認為十分值得。

要特別說明的是，很多人誤會，以為做完近視雷射後就一勞永逸，之後都不用擔心眼睛的相關疾病。近視雷射是將視力做「技術性的矯正」，但眼球內部仍是近視的狀態，所以曾經近視的人，罹患眼睛疾病的風險並不會消失，也不能「預防」這些疾病的產生。

德國 3D 白內障手術，讓國家級教練重見光明

再跟各位分享一個案例。一位訓練出許多奧運選手的國家級教練，不到 55 歲就有白內障，原因是他有高達 2 千度的近視，視力只有 0.05 度，這樣還能游

泳我也很驚訝，原本老年才會發生的白內障也提早來報到。

檢查後發現他有圓錐角膜，在治療上的難度又更高，因此被許多醫院婉拒，原本已經決定要放棄他最愛的事業了，抱著一線希望的心情從北部南下找我。

白內障手術所需置換的人工水晶體，能透過術前測量與計算，同步改善近視、遠視、散光、老花的視力問題。也就是說，一次手術就能搞定這些問題，雖然他的角膜狀況較棘手，但仍然有救。

水晶體的品牌選項很多，可以說各有長處，與這位教練討論後，我們共同選擇了置換德國光學大廠的單焦人工水晶體，手術也是微創傷口，僅有 2mm。

白內障是透過德國新型研發的 3D 眼科手術方式來進行，這項技術有兩個優點，一是能降低患者術中對於強光的不舒適感，當配合度高，安全性也會提高。二是白內障術中導航功能，能夠居中精準放置水晶體位置，優化術後視力品質，特別是在散光矯正上有更好的效果。

復原的狀況一如預期的好，讓他的視力重回完整清亮，可以說是失而復得。他開心的說還要繼續為國家努力，一定要再多教幾個奧運選手才退休。

醫師級的護眼行動

國健署近幾年致力於推廣兒童與青少年的「存視力」活動，因為近視率真的太高。例如國小二年級就有近 40% 的人近視、小六更高達 70%，國三更來到 9 成都有近視，尤其是高度近視的比例也不低，像是高三學生就有 35.7% 的人超過 500 度。

因此若家中有兒童或青少年，請家長務必幫他們做好這 3 件「視力存款」：

1. 每年定期眼睛檢查 1 到 2 次

2. 未滿 2 歲不要看螢幕，2 歲以上每日不超過 1 小時

3. 每日戶外活動 2 ～ 3 小時，每用眼 30 分鐘休息 10 分鐘

大人如果能以身作則更好，如果工作真的無法避免使用 3C 產品，那至少請做到兩件事：

1. 多休息：一樣是用眼 30 分鐘就要記得休息 10 分鐘

2. 看遠方：眼睛睫狀肌具有調節功能，看近的事物久了會如同橡皮筋，失去彈性與調節功能。所以找時間多看遠方，能保持睫狀肌彈性，避免視力模糊

戴隱形眼鏡去游泳很危險

很多人誤以為，戴隱形眼鏡去玩水很正常，其實很危險。因為外來的異物與細菌，容易附著在鏡片與角膜的接觸面，進而感染產生結膜炎，萬一此時角膜已有傷口而不自知，更會產生嚴重發炎。

以美國研究顯示，高達 85% 的「棘狀阿米巴原蟲角膜炎」都是隱形眼鏡的使用者。這種蟲在自然界很常見，土壤、泳池甚至於自來水中也有。它對於隱形眼鏡特別有「好感」，因此不論是游泳池、海邊或洗澡時，都盡量不要戴隱形眼鏡。萬不得已一定要碰水的話，最好選擇有度數的護目鏡，或是日拋式的隱形眼鏡，並在使用後立刻丟棄。

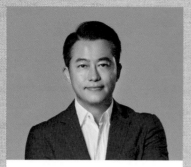

張聰麒 / 醫師

中國醫藥大學臨醫所碩士，現為遠
見眼科總院長、新竹中國附醫眼科
主治醫師

SMILE® 全飛秒 /LBV 裸視美原廠認
證手術教學醫師、德國蔡司全球屈
光顧問醫師、前馬偕醫院視網膜科
主治醫師

眼睛要保養、科技要享受 SMILE® 脫鏡、LBV 逆齡

張聰麒醫師回憶起小學 3 年級的時候，常常被公車
司機唸說招手動作太慢，總是車快過站了才舉手，
公車都要緊急煞車才停得下來。

其實不是張醫師害羞或發呆，而是眼睛瞄到可以夾
蒼蠅了，還是看不清楚那明明已經很大的公車號
碼，回家跟媽媽報告常常被公車司機罵的事情，媽
媽才尖叫著說：「你近視了啦」！那時候第一次知
道什麼是近視，原來近視是這麼不方便的事情，第
一次把眼鏡戴在臉上，第一次被女同學笑，然後隨
著度數越來越深，每年提早被扣一筆壓歲錢等著換
眼鏡。小小年紀就發現近視會讓人變醜變窮，提早
體驗人生的現實。

後來這個變醜變窮的大近視眼張醫師因為交不到女
朋友只能專心讀書，也剛好走進了這個讓他人生摔
了一跤的眼科，沒想到發現眼科剛好是他可以完全
發揮的學科，眼科裡複雜的光學、精細的手術、焦
慮的患者，剛好對應張醫師喜歡研究難題、天生手
眼協調好跟善於安撫焦慮患者的個性，讓他很快地
在眼科界裡做出自己的口碑。

張醫師手上的患者從 0 歲到 120 歲都有，他將眼
睛的一生簡單歸類出四個階段，在每個階段做好保

健跟預防工作，讓眼睛進入人生下個階段的時候，仍是健康炯炯有神的眼睛。

0 到 20 歲：避免近視

成長期決定未來身體的狀況，眼睛也是一樣，最重要的就是把近視控制好，因為度數每往上增加一百度，眼球病變機率就會升高，眼睛四大病變就會出現，白內障、青光眼、視網膜剝離及黃斑部病變，而且是以倍數計算的，這些疾病厲害起來都是會失明的，所以近視不是戴眼鏡就好，失明風險也顯著等比級數升高。

20 到 40 歲：避免眼睛受傷

青年期，這時候享受健康紅利，盡情揮灑青春，活動與運動量最多，小心避免各種運動對眼球的衝擊與傷害。像是籃球、拳擊、羽毛球及跳水衝浪等等，做好各類防護措施，不要當個橫衝直撞的音速小子，電動可以重來，人生只有一次，請好好保重身體。還有許多人最不以為意的隱形眼鏡傷害，仗著年輕長期戴著睡覺與活動，對眼睛會有缺氧細胞壞死與清潔不當的感染問題。

40 到 60 歲：中年以後問題最多

大部份的人從 40 歲開始就會有老花的現象，但若保養得宜，例如適當的運動有助於眼睛的健康，症狀就會較晚出現，張醫師常會提醒患者，40 歲要活得像 30 歲一樣，不要活得像 60 歲一樣，像個年輕人一樣動起來吧！這時另外要留意青光眼這個隱形刺客，統計上有 5% 的人會有青光眼問題，等於每 20 人就有一位青光眼患者，這種神經退化問題及早發現很好控制，不要等到視野出問題才處理。

還有不能忽略眼睛血管問題，隨著年紀增長、俗話說的三高：智商高、收入高及顏值高通常只見於夢裡，夢裡什麼都有，睡醒後現實的三高：高血壓、高血糖跟高血脂則容易讓血管變得狹窄硬化。不只增加身體中風失能及心肌梗塞猝死風險，連眼睛中風失明的風險也提高，平常要控制飲食保持運動習慣，不要久坐不動，工作時每 30 分鐘起來走走喝喝水再重新開始，對身體健康，效率也好。

此外，高度近視的人這年紀開始要還債了，黃斑部會特別脆弱，容易長出新生血管，初期會有影像扭曲變形，視力下降的症狀，後期會有血管破裂大量出血造成黃斑部結痂永久失明的風險。

另外高度近視也容易出現飛蚊症及視網膜破洞剝離，每年讓不少國人因此視力長期受損失明，這時償還著孩童時期沒有好好控制近視的債務，失去視力時工作能力與活動範圍及社交圈都大幅受到影響，人生彩色變黑白，常常令患者悔不當初近視怎麼沒有好好控制，徒呼無奈。

60 歲以上：安心接受白內障手術、觀測黃斑部健康狀況

眼睛也會老，誰都無法讓時間停止。白內障就是這個時期每個人都會遇到的問題，還好目前白內障手術已經是相當安全的手術，選對醫師、選對手術方式、選對水晶體，術後恢復健康視力是非常容易可以預期的，不需要因為害怕手術而讓視力模糊，嚴重影響開車或走路及上下樓梯安全，視力不良造成的意外碰撞傷害通常更大更嚴重，及早帶膽小的長輩前往接受白內障手術恢復視力是我們做晚輩的責任，也避免更大的傷害造成我們需要放下工作分心照顧。

在這階段老年性黃斑部退化是另一個常見的疾病，長期的光害、抽菸喝酒、高血糖、高血壓、高血脂在這時候都要出來還債，年輕時種的因這時候結的果，這輩子的債得這輩子還。沒有下輩子這件事，但定期讓眼科醫師監控黃斑部健

康狀況，隨時讓醫師及早介入治療，不要讓小問題放成大問題還是很有幫助的。

談談近視雷射的發展

張醫師回憶起自己做近視雷射的原因，在 2017 年的東京馬拉松賽道上，好不容易中籤可以參賽的張醫師，本來滿心期待可以好好藉著路跑這個特別的角度欣賞東京街頭從頭到尾 42 公里的景色，沒想到剛到東京的第一天眼鏡就斷掉了，接下來只能像瞎子一樣，讓導盲犬張太太牽著去吃東西逛街，東西看不清楚瞇著眼睛靠近別人時，還會被誤認是怪叔叔，大喊警察先生就是他！整趟馬拉松也沒辦法好好欣賞美麗的東京街頭，為了看清楚眉頭皺到跟雷神一樣，心情也差不多，回來後就立馬空出時間找同事把近視給雷射掉了。

本來也害怕近視雷射會影響手術視覺品質的張醫師，意外的發現居然完全沒影響，甚至因為不用隔著鏡片，手術視野看得更清楚了，非常開心地享受現代科技帶來的便利。可以摘掉三十幾年來的眼鏡束縛，大嘆這手術真是世紀大發明，從此對於幫患者摘鏡提升視覺及生活品質，有著無法磨滅的高度熱忱。後來持續引進 SMILE® 全飛秒近視雷射及 LBV 裸視美熟齡老花雷射，優化手術技巧及流程，並教導其他眼科醫師熟悉精進手術結果，在台灣雷射史上寫下一篇又一篇的里程碑紀錄，又是另一個故事了。

微創傷口躍升主流、SMILE® Pro 更上一層樓

目前市場上治療近視、散光最常使用的有 PRK、LASIK 與 SMILE® 這 3 種雷射，它們各有優點與長處，不過目前 SMILE® 全飛秒近視雷射微創的優勢，讓民眾接受度更高，三年來從一成變成現在的六成市佔率，它的優缺點詳細敘述如下。

近視雷射 PRK 及 LASIK 過去都會把天花板掀開（角膜上層）才能作業，但現在 SMILE® 全飛秒近視雷射不用，透過能量更低的短脈衝光飛秒雷射，直接作

用在基質層製作透鏡，取出本來需要靠熱雷射燒灼掉的組織，能更完整保留最堅固的上皮層和前彈力層，對眼睛的傷害小、眼睛結構更加堅固，恢復也更快，暫時性乾眼程度也更少，所以短時間內成為大部份民眾的優先治療方式。

進行 SMILE® 全飛秒近視雷射的醫師必須經過原廠專業認證，消費者相對更加安心，張醫師的患者從全國各地前來，特別是尋求張醫師近視雷射過的醫師居然超過上百位，這些醫師有牙醫師、心臟外科醫師、胸腔外科醫師等等各科都有，共同的點就是拜託張醫師一定要讓自己可以回去執行重大手術，繼續延續外科手術生涯，這些醫師的信任跟認同是張醫師的驕傲，也是支持張醫師繼續做到最好的壓力跟動力。

而可以期待的是 SMILE® 全飛秒近視雷射的進化機「SMILE® Pro」目前已經在台灣開展使用，電腦自動引導及散光矯正可以更精準並簡化手術中的工作流程，讓醫師更專注於手術本身，調整更低的能量可以讓視覺品質恢復更快，微創的 SMILE® 繼續維持它的優點，SMILE® Pro 則讓流程及品質更上一層樓。

老花雷射的一大進步：LBV 裸視美老花熟齡雷射

邁入中年以後，大多數人都能感受到老花眼的威力。但很多人不清楚近視與老花是兩種症狀，以為做完近視雷射後能就此擺脫眼鏡困擾，沒想到年紀到了又得準備老花眼鏡。大自然就是這麼神奇，會一直給人類出功課，還好有各領域專家與科學家一起努力，老花眼鏡現在也進步到可以靠雷射擺脫。

水晶體就像是眼睛的相機鏡頭，年輕時伸縮自如，看近、看遠都不是問題。但年紀漸長水晶體逐漸硬化，這個鏡頭會卡住，近的看不到、遠的也模糊，而這個水晶體調節力問題目前是無法逆轉的，老了就是需要老花眼鏡這個討厭的東西，提醒別人也提醒自己老了這個事實，但拜科技的進步我們現在可以在角膜

上製造客製化的球差參數，來延長景深幫助我們看近物，讓我們減少對老花眼鏡的依賴，讓老魔女變美魔女，讓喜歡扶著眼鏡看人的怪叔叔變成帥氣的潮男。

另外也有張醫師的放射科醫師友人，就是受不了漸進多焦老花眼鏡的適應性及小小侷限的視野範圍，而前來接受 LBV 裸視美老花熟齡雷射，術後開心的丟掉了好幾副眼鏡；還有幾位中年牙醫師友人接受手術後回去重新當「漂丿少年兄」，不用戴老花眼鏡自覺年輕十幾歲，每每傳訊息讚嘆科技的進步，令張醫師頗為驕傲。

LBV 裸視美德國熟齡雷射視力矯正科技，有別傳統術式，擁有「全焦段專利技術」，利用兩眼視差並強化景深，解決了傳統雷射單純視差的作法解決不了的中距離視力困擾，能夠像平時一樣雙眼去看，優化中距離視力，讓大腦更容易融合雙眼影像，更容易適應，也更有立體感。

所以如果是四十幾歲以上且沒有做過近視雷射的患者，張醫師會建議直接做 LBV 裸視美老花熟齡雷射，能一次解決近視與老花的困擾。曾經接受過近視雷射的患者，如果角膜厚度夠，也是有機會再進行二次手術改善老花，這類患者年輕時做過近視雷射享受過不用戴眼鏡的美好，當重新遭遇老花眼鏡的負擔一陣子後，選擇接受 LBV 老花雷射手術後欣喜的程度都令張醫師感到同等雀躍，更有信心的幫助下一位患者解決老花問題。

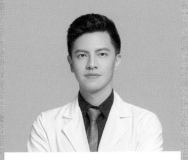

林主培 / 醫師

現任星和診所 / 台北院長。曾任長
庚醫院內科住院醫師、長庚醫院皮
膚科外訓住院醫師，衛生福利部專
科醫師，中華民國美容醫學會醫師

每個人都是顏值擔當

一位年輕男性在父母的陪同下，頭低低的進了診間，卸下口罩我才發現他無法開朗的原因。臉上有嚴重的凹痘疤、痘印，以及還在發炎中的青春痘。個案也有求助過皮膚科，藥物的確對發炎中的青春痘有所改善，但已形成的凹痘疤及痘印，需要透過相關的專業儀器協助，解決皮膚外觀上的問題。

從內科醫師到醫學美容醫師，我服務的對象雖然有所不同，但治療核心都是從身體上的健康，再到心理的健康，也許比例上有調整，但一樣重要。

這位皮膚像戰場一樣滿目瘡痍的「低頭族」，我們透過雷射與光療等複合式的療法改善膚質，幾個月後他走路有自信多了，不用再假裝低頭滑手機。

因為健康狀況影響了膚況與膚質，靠先進儀器進行改善與更新，其實跟打針吃藥一樣是醫療行為。為有需求的人們服務，這正是醫學一直進步與更新的原力。

很多人可能會有些小小的誤解，以為「醫美」只跟外表有關，但這樣是稍微低估了它的意義，讓我們來認識一下「醫學美容」的範疇。

醫學美容是醫療行為

雖然醫美好像已經是很普遍的「日常」，你一定也不陌生。衛福部有明確的定義，「醫學美容」是醫療行為。必須是合格醫師，透過醫學技術，如手術、藥物、醫療器械或生物科技材料等，以醫療技術執行改善身體外觀的醫療行為，而輔以治療疾病為目的。

也許有人會認為，現在很普及的雷射光電治療都是比機器的優劣、先進程度，醫師的存在感不高，但只要是醫療行為就有一定程度的風險，而醫師的專業會決定療程的品質與突發事件的處置。所以我在看診的過程中，不論是哪一種療程，治療前的問診就跟其它科別一樣，必須詳細瞭解患者的問題、個人體質與醫療期待，一樣都不能少。

例如有人因為皮膚問題想做醫學美容，但皮膚的問題有時是疾病的另一張臉，像皮膚本身就有許多癌症，如果沒有仔細問診跟診斷，就單純針對外觀做治療，不僅無效還有可能延誤黃金治療期。以雷射除痣來說，也許皮膚上的病灶是黑色素細胞癌，而不是單純的痣，如果一走進診所就指定要以雷射除痣來處理，而忽略了問診的過程，那就不妙了！

常見的醫美填充物如「玻尿酸」，在施打的部位也要特別留意，因為填充物處理不慎會跑到血管造成栓塞，導致皮膚壞死，甚至可能會導致視力受損，或其它嚴重的健康問題，必須要由專業的醫師處理，盡量降低併發症的風險，同時併發症發生時也能做正確的處置，勿為了價格便宜讓沒有醫學背景的人操作，小心得不償失。

16 項非必要、但大家都很想做的醫學美容

既然是醫療行為，就必須是專業的醫療人員才能進行。而且可能會讓你很意外的 Point 是，雖然醫學美容是沒有年齡上限，但卻有年齡下限，18 歲以下很多手術或處置是不能進行的。

以衛福部規定，非必要性的 16 項醫學美容手術或處置，20 歲以上可以自行決定治療，18 到 20 歲需要法定代理人同意，18 歲以下則是不得接受治療。

例如「狐臭」手術，為什麼 18 歲以下不能做？因為狐臭的來源「頂漿腺」在 18 歲之前都未發育完全，若提早切除復發機率高，因此才列入年齡的限制。

衛福部載明的 16 項醫學美容手術或處置：

1. 雷射治療（例外：血管病灶，如血管瘤…等）　2. 肉毒桿菌素注射
3. 玻尿酸皮下植入物注射　4. 皮膚科一般手術　5. 一般整形手術
6. 植髮　7. 上下眼瞼整形　8. 鼻部整形　9. 削骨手術　10. 顱顏部整形重建手術
11. 拉皮手術　12. 抽脂　13. 乳房整形　14. 乳房重建
15. 腹部整形　16. 狐臭治療手術

讓你容光煥發的光電治療

我們常聽到的脈衝光、皮秒雷射等等都是屬於「光電治療」，很多人會誤以為「光療」跟「雷射」是一樣的，其實不然，雷射雖然也是光的一種，但必須符合特定條件才能被稱為雷射。簡單的說法是，光療比較溫和，雷射的作用較強，對於治療的目標也比較具有專一性。

雷射在醫學上的用途廣泛，不僅是皮膚上的保養與治療，像是眼睛的雷射與血管瘤治療。

跟一般的光比起來，雷射有三種特性：

● **單一方向性**　　● **單一波長**　　● **同調性**

醫學美容所使用的雷射，主要是透過「光熱效應」去加熱目標物，以達到療效，常見的目標物有黑色素、血紅素、水。會根據要治療的目標物使用不同波長的雷射。

(1) 如果目標物是黑色素：目前常用的雷射有淨膚雷射 (波長 532nm、1064nm) 跟皮秒雷射 (波長 532nm、755nm、1064nm)。皮秒雷射有兩個模式，一般模式跟聚焦探頭模式，一般模式可以透過光熱效應跟光震波效應去破壞黑色素，將黑色素擊碎成細小的粉塵，使皮膚更容易代謝，以改善膚色，達到美白淡斑的效果；聚焦探頭模式可以透過空泡效應去刺激皮膚層膠原蛋白的增生，以改善膚質，像是毛孔、細紋、凹疤等。

(2) 如果目標是血紅素：目前常用的雷射有黃雷射 (波長 585nm)、染料雷射 (波長 595nm)，可以改善血管相關的病灶，像是血管絲、血管瘤、酒糟、青春痘、紅痘印等。

(3) 如果目標是水：目前常用的雷射有鉺雅鉻雷射 (波長 2940nm)、二氧化碳雷射 (波長 10600nm)，可以加熱組織中的水分，造成組織的汽化，用於去除痣、皮膚瘜肉、老人斑等。

所以除了皮膚本身的問題，想去除身上的刺青，也可以透過雷射來達成。以皮秒雷射來說，除了可以破壞黑色素以達到美白淡斑的效果，也可以破壞刺青置於皮膚的表層底下墨水及染料，達到去除的功效。那一般的「光療」呢？我們常聽到的脈衝光、彩衝光等，也是具有破壞黑色素的功能，但因為波長不若雷射有集中的特性，所以精準度會比較低。

修復才是醫學美容的重點

皮膚的表皮層，代謝更新所需的時間大約是 28 天，所以雷射的治療，基本上會建議間隔一個月以上，讓皮膚有足夠的時間修復，再進行下一次的療程。如果少於一個月，連續且密集的進行多次雷射療程，確實是有可能讓皮膚的表皮層越打越薄，或出現敏感的問題。

雷射治療的原理是「刺激」→「破壞」→「修復」，很多人不知道其實最主要的重點是「修復」，因為新生的皮膚要好，才是成功的醫美。不僅可以減少雷射副作用的風險，也可以增加治療的療效。

如果您也做過醫美的療程，應該也會被醫師提醒：保濕、防曬這兩個最基本的要素。原因就是對於皮膚來說，重整後如果缺乏完整的保護與修復，反而會讓它比原來更糟，像是反黑、敏感等問題。

那怎樣才能讓新生的皮膚「長出更漂亮的果實」？

醫學美容的科技更新速度很快，除了儀器推陳出新，保養也要跟得上。除了傳統保養品，有廠商透過專利研發出以自體血液中取得的高濃度血小板，做成富含生長因子的 PLT 凍晶。因為血小板有止血、刺激組織細胞、增加細胞存活率與促進膠原蛋白生成等作用，所以不止對於皮膚，還能應用在牙科、骨科、復健科……等醫學領域。有別於傳統的產品，PLT 凍晶能讓新生的皮膚有更好的結果。

延緩老化是一種「美麗商業學」

人類與其它生物不一樣的地方，很大的原因在於我們有一張表情豐富的臉。臉部的鬆、垮、凹、皺就是老化的自然現象。但人類天生對美有所嚮往，我們從

頭到腳、從衣服配件到日用品,都有個人偏好。對於伴我們一生的臉,有所要求也是可以理解的事。

醫學美容為大眾服務的地方,可以說是在改善人類臉部以及其它部位的老化現象,年輕與美麗也不只是女性所追求的,現在越來越多男性也開始注重自己的外表。

美國知名的經濟學家 Daniel Hamermesh 在 2013 年出版的《Beauty Pays》,討論為什麼漂亮的人比較成功,書中研究了外表好看的人,整體收入會高出一般人 10% 左右。在工作上容易被聘用、收入會比較高、商業利潤也會更好,而且這種現象存在於各行各業,從橄欖球員到律師甚至是經濟學家。這也解釋了人們很想做出理性的決定,但又很容易被膚淺的原因(外表)所影響。

所以醫學美容蓬勃發展,被商業雜誌譽為世界第 3 大產業(僅次於航空與汽車業)。很大一個原因就是大家都怕老、怕醜,對美的追求不一定是為了更好的收入,但「讓自己成為更有自信的人」的確是一種動力。

雖然不鼓勵大家以貌取人,但如果「改善」與「微調」膚質跟外表能帶給你更多自信與笑容,那也是做為醫師的一項美好成就。

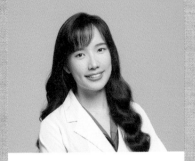

傅筱芸 / 醫師

現為台北館前一星采牙醫診所院
長，臺灣大學牙醫系畢，曾任臺大
醫院牙科部醫師

哭著進來笑著出去

雖然我自己是牙醫，但我也會怕看牙醫。因為口腔
周圍布滿了高度敏感的神經，一觸即發，所以很能
體會大家牙齒治療時害怕的心情。

「80 歲之前要保留 20 顆牙齒」，這是日本厚生省
大力推廣的牙齒保健基準，這個數量是有研究過的
統計，因為有健康的牙齒，才能保有咀嚼力、享受
美食與營養的吸收，這些都有助於延長壽命與生活
品質。

牙醫診所的確是個很矛盾的地方，幾乎每個人走進
來都很忐忑不安，大多數人的恐懼可能都來自於小
時候的記憶，或是機器高頻率的噪音。我就曾遇過
病人才開始要諮詢，就直接昏倒在椅子上的誇張個
案。才瞭解，原來有人可以害怕牙醫到成為一種恐
懼症（並不是我太可怕喔）。

不過我跟你保證，這一切都即將有所改變，除了進
診所不用再嚇到發抖，回家時一定可以換上閃亮的
牙齒＋開心的笑臉。

針對害怕看牙醫的朋友，不論你的原因是很怕痛、
怕流血或害怕機器磨刀霍霍的聲響，現在有很多新
設備與新工具，能大大降低你的擔憂。以直接在診

間裡昏倒的「恐懼最高級」來說，大概可以分為簡單的 3 級：

恐懼 1 級：怕打針

對策：麻藥或噴劑。先塗抹表面麻藥在需要施打麻醉針的地方，這樣上針的時候，是幾乎感受不到痛感的。比較先進的診所或體貼的牙醫師，不論你是否怕痛，都會先做這個步驟

恐懼 2 級：怕痛

對策：水雷射。根管治療或手術過程中，上了麻藥後其實感受不太到痛，但有些「心理的痛」是來自於機器的熱度與高頻噪音。較願意投資的診所會配備「水雷射」，這台多功能機器主要是透過「水」的參與，能夠降低雷射的熱作用，且噪音量極低，不僅身體連心理的感受都能照顧到。重點是「羽毛級」的水觸感，少了機器冰冷的金屬碰撞，可以安撫人心。而且大多數的水雷射療程也不用打麻藥，可見它有多輕柔，還能將原本好幾次的療程，大幅縮減。

恐懼 3 級：一聽到要看牙醫就怕

對策：舒眠麻醉。有人的恐懼是怕到不敢進診所，怕到多年不管、放任口腔健康崩壞。那怎麼辦？直接在診間昏倒不是辦法，只能靠舒眠麻醉了！我也遇過連洗牙都要求舒眠麻醉的病人，就是這麼害怕。舒眠麻醉也是一種全身性的麻醉，伴隨著一定的風險，也需要有專業的麻醉醫師來施行。這個大絕招是萬不得已時的做法，一般人真的不建議。後來那位連洗牙都要全身麻醉的病人，被我們溫柔勸說試試看其它無痛作法，克服心魔最難，但他也做到了，從此不用每次都大陣仗如同三軍總動員，大家都鬆了一口氣。

舒眠麻醉是什麼？有別於傳統的全身麻醉，舒眠麻醉除了藥物劑量較少，也無侵入性氣管內插動作，恢復期也較快。但它仍是需要專業麻醉醫師執行的手術，所使用藥品為丙泊酚 (Propofol)，是四級管制藥品，有一定的副作用，僅在醫師綜合評估後方可執行。

關於牙齒的 5 大誤解

雖然現在衛教資訊很豐富，不過還是常常遇到大家對牙齒有許多誤解，我最常跟病人提醒以下這 5 件事：

1. 刷牙太用力才會流血！

很多人因為刷牙會流血就不敢刷，其實會流血大部份是牙齦處在發炎狀態，而會發炎就是因為牙齒沒刷乾淨，所以「刷對位置」才能解決流血的根本問題。每當有需要，我們都會示範正確的刷法給患者，這樣才能讓牙齦回到健康狀態、減少出血，也能避免蛀牙的問題。不刷才會有問題喔！

2. 太常洗牙會洗出大牙縫！

這應該是不愛洗牙的人最好的藉口吧？也是個大誤會。牙結石會隨著時間卡在牙縫中，洗牙就是要清掉這些結石，所以你會感覺好像洗完牙後牙縫變大了，是因為這些牙齒中間的「防火巷」原本堆積了過多雜物，所以才有牙縫很小的錯覺，跟洗牙無關喔。

3. 裝牙套就不會蛀牙？

還是會。很多人以為裝了牙套就等於有了無敵保護，不用太認真刷牙了。但牙套跟真牙之間的縫隙還是會蛀牙（對的，細菌很厲害），所以還是要細心保養。

4. 抽神經一勞永逸？

正確的觀念是要把危害神經的細菌與髒污清掉，而不是抽光或毒死神經就好。

5. 牙齒壞掉植牙就好了吧？

植牙的條件不是人人都可以，也要看牙齦跟身體的狀況。我們原本的牙齒還是最好的，因為真牙周遭會有免疫細胞的保護與緩衝，而且植牙也需要更多心力去維護，為什麼呢？因為它的內部零件就跟汽車一樣，需要保養維護與替換，不是植完就沒事了。

護齒 3 寶：牙刷、牙線跟一位親切的牙醫師

牙醫師也會蛀牙，所以我們跟大家一樣，都要努力維持口腔健康。雖然牙齒的「道具」有很多，但我個人認為最重要的還是牙刷跟牙線。

牙刷的話不論是手動或電動都好，重點是要刷得對、刷得徹底。而清牙縫的任務就要靠牙線，才能將牙垢刮除。所以牙刷跟牙線一起聯手，一個清除大面積、一個深入細縫，才能有最佳效果。

那漱口水呢？我會建議只有在手術後或特殊狀況下再使用，它是無法取代正常的潔牙功能。曾經有一個認真刷牙但牙齒卻很黑的病患，一問之下才發現他過度頻繁的使用漱口水，因為漱口水中的某些成份跟咖啡或茶一樣，具有染色的作用。

第 3 寶就是你的牙醫師了，只有透過定期檢查，才能讓你的牙齒陪你長長久久。

隱形矯正不是只有美觀

可能你不知道但很重要的事：牙齒矯正就是一種預防醫學。雖然大部份的人會以美觀來判斷是否要做牙齒矯正，但更重要的是功能。因為當咬合有問題，就

容易引起牙周病、口呼吸與其它問題。

傳統的牙齒矯正你一定不陌生，「大鋼牙」的形象深植人心，除了外觀很「突出」，使用起來也不便利，清潔與舒適度的痛苦指數都很高，一直到隱形矯正出現。

1998 年美國 FDA 首次批准「隱形矯正」產品，從此牙齒矯正有了不一樣的選擇。除了大幅降低不適感，比起傳統矯正更方便，清潔、美觀與功能大躍進之外，還能在一開始就讓醫師與患者都能預視矯正後的效果。

2003 年美國紐約大學牙醫系正式導入 Invisalign（台灣稱為隱適美）的隱形矯正課程，接著 2005 年天普大學加入、2006 年哈佛大學牙醫系也要求三年級的醫學生要完成認證，等於全美前 3 大歷史最悠久的牙醫系全將牙齒隱形矯正納入課程教學的一部份。

而且令人想不到的還有，牙齒矯正能救人一命。你一定有聽過睡眠呼吸中止症，這個跟猝死有關的病，如果經診斷後是跟牙齒的咬合有關，矯正後就可以救人一命。因為當咬合不正，下巴後縮的情況下，呼吸道就會變的狹窄，進而造成在睡眠時呼吸中止。

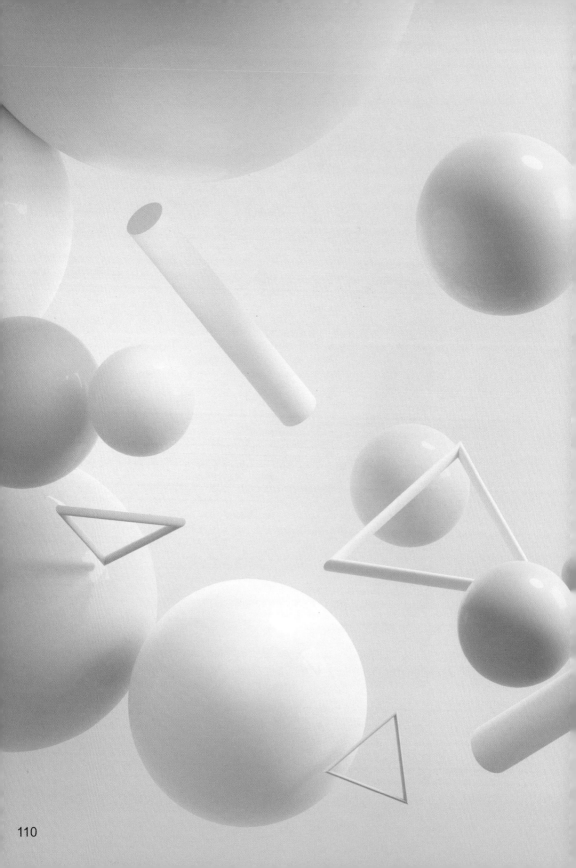

CHAPTER 3

再生的奇蹟 / 體內藥局營業中

全世界每 3 秒就有一人接受來自陌生人的血液，血與影像醫學、身體檢查並列為醫師診斷的 3 大工具。它是我們體內最神奇的體液，藏著身體的歷史、健康資料，以及各種未知的秘密。

世界衛生組織（WHO）將血液列為「基本藥物（Essential Medicines）」，是每個國家都要預先儲備的重要物資。它也是科學家至今最難解的題目，危急時血液能互相傳輸，靠著 4 大類血型分類決定存活或排斥，但無人知道為什麼人類會有不同的血型。全世界 9 成人口都能以 4 大類血型 A、B、O、AB 型來分類，想一想，真的很神奇。

血液的重要功能之一就是再生，就算不流血，我們的血液細胞每 150 天就會全部更新一次。骨髓每秒製造 200 萬顆紅血球細胞、人體總數約 30 兆顆每天在我們體內運行，是人體最重要的「工作大隊」。

血液的 4 大功能：
1. 補給：運送氧氣、營養、荷爾蒙
2. 排汙：移除廢物（如尿素）、二氧化碳
3. 防禦：消滅入侵人體的細菌、病毒與凝固止血等
4. 調節：調控酸鹼值、體溫等生理機能

血的神奇作用還沒能被人類完全理解，但我們可以從解構血液歷史、探索時代的發明，去預想未來的可能，並享受它所帶來的各種健康效益與科學應用。

一滴價值 3 千億台幣的血

「科技不會說謊，但科技背後的人會。」～ HBO《矽谷血檢真相報告（The Inventor）》

《富比士（Forbes）》雜誌選出了年度 400 位美國富豪，那一年的榜首仍是微軟的比爾蓋茲，已連續 21 年蟬聯冠軍，不過封面卻是一張黑白照片，一位名為伊莉沙白霍姆斯（Elizabeth Holmes）的年輕女性，張著大大的眼睛，手指上拿著跟藥丸一樣小的東西。才 30 歲，就以 90 億美金的公司估值，名列所有女性富豪第一名，時間是 2014 年的 9 月。

穿著高領的黑色毛衣，毫不遮掩她對蘋果創辦人賈伯斯的崇拜，大方的拷貝他。「每天都穿一樣的，這樣你的生活就少了一項煩惱。」她對採訪的媒體用異於常人的低沉聲音這樣說。那一年賈伯斯已經離世 3 年，蘋果史上賣最好的 iPhone 6 剛發售，她被譽為女版賈伯斯。

前美國總統歐巴馬任命她為創業大使、前國務卿舒茲當她的顧問、媒體大亨梅鐸投資她 1.5 億美金，連《時代（TIME）》雜誌都選她為全球影響力 100 大人物，誰會懷疑她說的話？

但在科學大神面前，所有不實數據都會現出原形。

再生醫學與血液的關係奧妙,用伊莉莎白的故事開場,除了血是門好生意,它也是我們身體裡的海洋,多的是我們不明白的事。人類的下一場血液的革命(或騙局?)也不會太遙遠。

血,是門好生意

一滴血能做什麼?

這個問題如果是問糖友(糖尿病患者),他們的回答將毫無懸念:就是驗血糖啊。但伊莉莎白認為,一滴血能做的事情不止如此,所以她提出「一滴血能驗百病」做為創業的宗旨,然後開始她的新創傳奇。

這一切可以說是「天時、地利、人和」的組合,一般人不會有的際遇她卻不用選擇,一次擁有。

年輕的伊莉莎白來自有醫學背景的家庭,17 歲那年她以「總統獎」的身份獲得 3千美元的獎學金並被史丹佛大學錄取。研讀化學工程的她,因為參與了新加坡基因研究中心對於 SARS 的研究,申請了她的第一個專利:可穿戴式的給藥貼片。這大大驚豔了當時化學工程系主任錢寧羅伯森(Channing Robertson),伊莉莎白唸完大一後決定輟學創業,他也擔任了這位天才少女公司的第一位董事成員,將她介紹給矽谷的創投者。

矽谷的投資人對於特立獨行的人設一向情有獨鍾,例如特斯拉的馬斯克(也是史丹佛大學的高材生)與長年穿黑衣的賈伯斯,這位年輕又是女性、外加史丹佛大學系主任做靠山的伊莉莎白,根本是「不能錯過的機會」。因為越早入股成為投資者,就有可能像 Uber、Airbnb 或是像馬斯克的 PayPal、特斯拉一樣,等著數

鈔票。伊莉莎白的員工回憶，面試時幾乎每個人都會被她異於常人的低沉嗓音嚇到，而且她會睜著大眼，完全不眨眼的盯著你看，訴說她的技術將如何改變世界。「你很難不被她說服」。

她的公司名為 Theranos，由英文的 Therapy（治療）和 Diagnosis（診斷）組成。

前菜：害怕

萬事俱備，連東風都到位了，接著看這位年輕、女性、獨特古怪的創業家怎麼開始她的血液之旅，簡單來說會是一套 3 道菜的故事。

前菜是害怕。伊莉莎白描述她因為很害怕針頭，遺傳了媽媽的「針頭恐懼症」，所以才有了動機去研發「不會痛」的驗血方式，這是她的第一個害怕。第二個害怕是「失去」。她在 2014 年的 TED 演講上說，因為跟叔叔很親近，當叔叔被診斷出皮膚癌後，來不及跟家人說再見就走了，這是她的第二個害怕。

第三個害怕就是投資人的事了。因為害怕錯失大好的投資機會，是一種強大的嚇阻力，如果伊莉莎白公司的產品真能顛覆市場，那麼不投資的人就會在懊悔中度過餘生。

靠史丹佛大學化學工程系系主任的這張王牌相挺，一切準備就緒，公司、研究室、比她更年長且更有經驗的員工，風風火火準備上工。他們的目標是只用一滴血，而且要在很短的時間內（例如 30 分鐘）知道結果，真的是等不及了！

主餐：龍蝦的殼

不得不承認，伊莉莎白的願景並沒有錯，尤其是在醫療負擔很大的美國。但這個

訴求在台灣可能不會成功，因為台灣的健保資源與醫療服務質佳技穩，挑戰者很難有立足之地。血液檢測並不是全新的技術，但需要龐大的專業人員與實驗室設備才能達到 Theranos 所宣稱的 200 多項檢查。

有夢最美，伊莉莎白的團隊為她的「驗血超跑」排除萬難的打造出夢想中的機器，它的運作原理大約是這樣：用手指扎取少量的血液樣本，然後把它放到名片大小的高科技盒子裡，再放入一台類似印表機的機器中去分析，透過晶片、通訊裝置以及血液檢測的自動化等等，All in one。

但要把一整座實驗室都放進一台機器，比打造一台 iPhone 還要困難，因為牽扯到「活生生的血液」。要在機器中避免污染、溫度控制與化學試劑的投放等等，都違反了物理定律。除非你能找到哆啦 A 夢跟他商量借用縮小道具，把東西都縮成一台可以放在家中，像烤麵包機一樣的迷你實驗室。

根據 Theranos 的前員工說，這台機器內部根本就是一場災難，因為運作溫度升高，血液樣本早就不準，更別說在機器內破掉的玻璃、飛濺的血與化學試劑，相當於一部恐怖片。那驗出來的數據呢？怎麼可能會是正確的。

那為什麼還能募到這麼多錢？一，用專利保護法。不讓任何人知道機器內部的運作與技術原理，連內部製作團隊都是分開作業，且用保密條款與美國最強律師團隨時準備提告洩密者；二，說謊。用騙的最快了，那些給媒體與投資者看的數據，都是假的。

所以雖然上了主菜，但那只是一道很美卻沒有肉的龍蝦殼。而且別忘了，這是商業機密，誰都不能碰，這道空的龍蝦殼還有個名字叫「愛迪生」。

愛迪生也是先騙了記者才成功

愛迪生是偉大的發明家，他的多項重大成果包含了電燈泡。雖然燈泡並不是他的發明，但他卻是把燈泡「做成功」的人。因為前面的發明家所生產的燈泡都有缺點，且無法被大量的商業使用，更別說要普及到日常生活裡。

在愛迪生之前，燈泡的亮度持續不到幾分鐘就會燒斷，愛迪生為了擊退競爭者，想出一個「Fake it till you make it」的策略，也就是先跟記者說他「已經」發明一種恆亮的技術，能讓燈泡永遠大放光明。當時他的燈泡大約能亮 5 分鐘，他請目眩神迷的記者與投資人看了 4 分鐘，滿足大家的懷疑後就請他們離開。

對，這是商業機密，看到了吧沒騙你們，我們要繼續工作了請慢走。接著他透過團隊不斷尋找能夠讓燈泡持續發光的技術與各種奇怪的材料（包含亞洲竹子），謊言持續的那些年雖不停有質疑，但愛迪生跟伊莉莎白一樣，總有各種說詞：「為了更完美、需要改進一些東西、正有突破性的發展中……」。

這段時間，他的做法跟現在的新創團隊沒什麼兩樣，就是燒錢、做實驗，沒錢了就募資，再做實驗。前後據說經歷了 6 千多次的實驗與 1 千 6 百多種材料，才成功的將燈泡持續發亮了 13 個半小時。一直到 1879 年他才公開展示，用改良的碳化竹絲，創下燈泡發亮 1 千 2 百小時、維持近 2 個月的歷史記錄。他還說了一句名言：「從此只有富人會點蠟燭，因為電將變得便宜。」

所以當伊莉莎白用愛迪生當做第一台驗血模型機的名字，真是一點都不奇怪。不一樣的是，愛迪生是偉大的工程師與發明家，他頂多就是拖延了成功的時間，但卻沒有停下腳步。但伊莉莎白的 Theranos 公司因為「夢想超越技術」，只能用作弊的方式來圓謊。

愛迪生為了將電燈泡賣進家家戶戶，他做了一件比燈泡成功恆亮更重要的事，就是引進「家用電」設備。因為有了燈泡但沒有電怎麼辦？所以他除了將燈泡成功商業化，還把當時只能用在商業的電力設備，引進大眾的家中。這也跟 Theranos 能打動投資者的點一樣，想就此顛覆美國的醫療產業，以小博大。

甜點：別家做的蛋糕比較好吃

主餐都那麼空虛寂寞了，甜點又有什麼好奢望的？這就是科學的迷人之處，伊莉莎白買進其它血液檢查公司的產品，藏在自家公司層層封鎖的密室裡。所以當她的「迷你實驗室」收到了血液樣本，她就狸貓換太子的把自家不準確的數據替換掉，用別家的機器來做，竟也營造一種又快又好的假象。

值得一提的還有，當年的美國副總統拜登也去參觀 Theranos 的辦公室，還大方開了記者會說伊莉莎白有多讚，但一提出想參觀他們神奇的工程實驗室時也一樣被客客氣氣的請了出去！商業機密這個護身符簡直比防彈衣還有用，這些與成功者同行的影像、麻吉的合照與媒體不落人後的報導，為她拿到許多訂單，包括連鎖藥局，甚至於是軍方的戰地隨車設備。

一個數據完全不準的機器，竟然還能臉不紅氣不喘的演下去？這也是伊莉莎白早就想到的「防爆機制」。除了操作人員必須是專業的公司員工（用保密條款與律師團來伺候），一方面也用心戰喊話。如果不是接觸到實驗室與工程部的員工（該公司全盛期有 800 多名員工），都會認為她只是個一心想改變世界的小女生，而且幾乎以公司為家，這麼投入工作的人，怎麼會是詐騙？頂多就是「離成功還差幾步路」而已。

愛迪生行不通，接著她又改版推出「迷你實驗室 (minilab)」。原本的愛迪生只能做一種「免疫測定法」的簡單檢測，現在要加上血液檢測常用到的「光譜儀」、「血

細胞計數器」與「等溫放大器」等等。這 3 種儀器都不是新發明，但要微型化到像一台家用型機器，那就是挑戰。

但故事要先打住了，可以確定的是，甜點最終並沒有上桌。

2018 年伊莉莎白被以 10 項詐欺罪名起訴，每一條都是 20 年起跳的重罪。這一連串有關於她的故事並非再生醫學的重點，而是在提醒人們，血液對於人類的重要性，竟也能演成一齣把矽谷投資高手、美國總統與白宮政要都迷得團團轉的大戲。當然也有科學家早就提出質疑，一滴血無法驗百病，但人們寧可相信自己的「感覺」，也不願意多花點時間看真實科學數據。

其實伊莉莎白與她的公司是有機會成功，因為血液檢驗已經發展很多年，未來絕對還有更多的可能，Theranos 的錯誤有哪些？

一，「份量」有問題。一滴血真的無法「分身」，就像一粒鹽巴加進一鍋湯裡，是起不了作用的。號稱只要傳統抽血的「千分一之」，這個大膽的作法終究沒有成功。

二，違反物理定律。如果有人試圖把一整座房子（連同臥室與廚房）都搬進一台小烤箱的大小裡，那建議你笑一笑就好，可別掏錢出來。

三，污染。用手指驗血的問題在於，不同於手臂抽出的靜脈血液，手指的微血管血液會受到人體組織和細胞體液的污染，從源頭就開始不精準。加州大學舊金山分校的醫檢系副主任 Timothy Hamill 就開玩笑的說，如果 Theranos 號稱能解決這個問題，還不如說他們是從 7 百年後穿越時空的未來人，他還比較相信。

伊莉莎白至今不願接受採訪，也不承認她的詐欺罪，她還說創業失敗不等於是詐騙。但這一切都會隨著真實揭露的數據得到公平的對待，也許 20 年後她會東山再

起？畢竟只要活著，身體裡流著的血液就不會消失、生生不息，而且科學也只是「暫時正確」的過程。

血液檢測能驗出什麼

打開台北市立聯合醫院陽明院區的網站，在體檢項目表中，血型檢測只要 30 元、糞便潛血也只要 20 元；乳癌只要 400 元，最貴的過敏原也只要 1620 元。不然來個綜合套餐，200 元就能做血液常規檢查，CP 值超高。（資料來源：台北市立聯合醫院陽明院區）只用一個試管的血，就能知道自己哪裡生病了，聽起來真是一件很划算的事。常規的驗血就能驗出很多疾病，我們常聽到的像是膽固醇、肝功能指數與血糖值，甚至於是特定的癌症，但這個過程需要「解碼」。

血液不會直接又大聲的告訴你：「先生你膽固醇太高了」或是「這位阿姨妳血壓有問題喔」，都是透過數字的高低多寡，比較正常值而來的。那到底驗血驗的是「血液的哪個部份」呢？就跟它的組成一樣，可以簡單分為：紅血球、白血球與血小板。靠這 3 大成份，透過「血球計數檢查」跟「生化檢查」這兩大分類，就能驗出多達上百種的疾病與其訊號。也就是，透過不正常的數字來瞭解，你可能是身體哪部份有問題。以糖化血色素（HbA1c）來說，正常值為 4.0 到 5.6 之間，5.6 到 6.4之間就屬於糖尿病前期，等於或高於 6.5 就會被判定是糖尿病。因此疾病在血液裡的名字是「數值」，經專業醫檢解碼後才會變成我們認識的病名。

衛福部的南投醫院形容得更有趣，不過等等想喝珍奶的人請忽略以下這段文字，因為他們把血液比喻為「珍珠奶茶」，血漿是奶茶，3 種血球是珍珠，至於一杯「珍奶」的費用？那就看你想檢查的項目多寡了。

血液檢查 VS 常見疾病：糖尿病（血糖）、血脂肪（膽固醇）、肝功能（肝硬化、肝癌、肝炎）、腎功能、尿酸、貧血、癌症、自體免疫疾病、過敏性疾病、寄生蟲感染等等。

神仙佳餚、長壽配方

「這是您買的神仙美饌，結帳金額是 1 公升 24 萬元新台幣，一次買 2 公升的話還有 75 折優惠價！」～ Ambrosia

美國是世界第 2 大蘋果產地，其中又以華盛頓州的品質最好、產量最豐，被稱為世界的蘋果首都。它的品牌官網上有 30 多種蘋果的介紹，其中一個的介紹令人好奇：「聖芳（Ambrosia），這款蘋果甜如蜜，以眾神的食物命名，口感清脆，咀嚼時略帶柔軟的嘎吱聲。」這個形容真想讓人咬一口，尤其是「眾神的食物」這個帶有仙氣的命名。

如果真有神仙吃的食物，那你願意花台幣 24 萬買來試試嗎？

我們說的不是蘋果，而是美國有一家公司，以「神仙美饌（Ambrosia）」為名，推出「年輕的換血服務」，提供 15 到 26 歲這個區間的捐血者，為顧客進行血漿輸血。

這聽起來不僅讓人毛骨悚然，而且一點也不美味（又很貴）。

重返年輕的青春露：血

2016 年 Ambrosia 在網路上展開業務，創辦人是史丹佛大學醫學院畢業的醫師傑

希卡馬辛（Jesse Karmazin），好像有點熟悉？他跟一滴血的騙局伊莉莎白霍姆斯一樣都是史丹佛大學出品。

不同的是，卡馬辛醫師是位執業的精神科醫師，受過完整的醫學院訓練，只不過他的醫療「產品」與成果太讓人驚訝。

卡馬辛醫師走起路來有點奇怪，因為他天生缺了半條腿，右手手指也不完整，看起來有點小小的發福，跟他在 2008 年的殘障奧運（台灣已將殘障奧運正名為帕拉林匹克運動會，簡稱帕運），率隊勇奪划船銀牌的樣子看起來是「成熟」了些。對吧？誰都年輕過，誰也都會老。

卡馬辛醫師露出有點神秘的笑，他說 Ambrosia 是一家「想讓你變年輕」的公司，而解決方案就是血，而且還是 15 歲到 26 歲年輕人的血。他在影片中的見證人還包括了他自己的父母。

不是麻辣鴨血，也不是豬血糕，神仙美饌公司生猛的把人血當成商品。根據卡馬辛醫師的說法，對血產生好奇是在醫學院期間，臨床醫師天天都在輸血，所以他想，如果輸血能救治病患，那把它用在健康的人身上不是更棒？

他真的不是妄想，因為 2017 年史丹佛醫學院的官方網站發表了一篇新聞，神經學與臨床神經科學副教授、醫學博士夏雪倫（Sharon Sha）醫師，以血漿療法針對阿茲海默症的患者進行實驗。注意了，她所用的血漿正是 18 到 30 歲之間的捐贈者，實驗結果，真的很樂觀！

雖然這只是個小規模的試驗，總共 18 位輕度到中度的阿茲海默症患者，每週進行 4 次的血漿療法，為期 4 週。

身為史丹佛阿茲海默症研究中心的主要核心領導人，同時也是史丹佛臨床神經醫學試驗組的總監，夏醫師的回答小心翼翼但又忍不住喜悅。她說這個結果讓人驚喜，受試者完整的接受了認知功能調查，他們能獨立執行生活上的基本任務，例如能記得吃藥、付帳單跟自己準備飯菜。

恢復基本的能力，對於無藥可醫且無法逆轉的阿茲海默症，真是天大的好消息。整個實驗的過程沒有發生意外，反覆為病患輸入血漿也是安全的。雖然還不知道為什麼血漿能有此神效，但夏醫師說很可能是血漿中的再生成份，影響了大腦與細胞的健康狀態。

不過對於一樣是用血漿療法做為訴求的卡馬辛醫師來說，就沒那麼幸運了！雖然他的實驗結果更驚人。

他告訴記者，他的「神仙美饌」計畫共有 100 位受試者，因為成果太驚人，所以試驗期程還因此縮短。是有多驚人？卡馬辛醫師說，有人覺得自己變年輕了，還有罹患阿茲海默症的患者，接受神經團隊的評估後，認為他可以再次獨立生活。

「他就沒有阿茲海默症了。」卡馬辛醫師淡淡的說，人家怎麼會相信有這種事？換血療法可以治療失智症，不要說醫界不相信，連採訪的記者都懷疑的用高八度的聲音提出疑問句。「還有喔，如果是用 2 公升的血就能治療癌症、心臟病跟糖尿病。」他繼續對滿臉懷疑的記者這麼說。

還來不及發表成果，但現在已經在網路上找不到神仙美饌公司的資料了。2019 年美國 FDA 發覺類似的公司興起，說的誇張一點就是富人可以買年輕人的血，然後永遠活下去？因此發出警告，這種沒有經過嚴謹驗證的偽科學，很可能是騙局。雖然從頭到尾沒有指名神仙美饌公司，但卡馬辛醫師的確是先暫停了這種服務。

不過上有政策、下有對策,他的新診所命名為 Ivy Plasma,且不再主打年輕人的血(因為怕反感?),但菜單上的主菜一樣是令人好奇的血漿,可能是重返人生的青春露。

兩隻被縫在一起的老鼠!年輕的比較倒楣

卡馬辛醫師轉為低調前,他上了一個節目介紹自己的理念,影片中提到了一項 1950 年的「駢體共生研究(Parabiosis)」。畫面跳到 2 隻被縫在一起的老鼠,一隻老的、一隻年輕的,看起來真的就像老鼠版的科學怪人,相當詭異。

他說的是在 1956 年康乃爾大學的畜牧系教授克里夫麥凱(Clive Maine McCay),縫合 69 隻老鼠,為抗衰老做的實驗。他最為人所知的科學成就是「限制熱量能延長老鼠的壽命」,以人類的說法就是:少吃點比較能長壽。

駢體共生這種人類才想得到的驚世駭俗做法(科學家可能不以為意,畢竟他們的研究也是為了讓人類更好?),早在 1911 年就出現,還曾在青蛙、螞蟻與水母的身上試驗過。好吧,兩隻老鼠一老一少被逼著在一起,到底告訴了我們什麼?共用身體的循環系統(尤其是血液),能讓老的那位回春,簡單說是這樣。

所以如果歲月改變了血液,那血液也能改變(或逆轉)歲月吧?看來這些可憐的老鼠們沒有白白被犧牲,科學家們好像找到了答案,站在阿里巴巴的寶藏洞口,只差沒大喊一聲「芝麻開門」。

這種駢體共生手術大約在 1970 年後失寵,可能是透過老鼠的研究產生許多健康上的問題,而且沒有更進一步的發現,老鼠們暫時逃過被縫在一起的厄運。一直到 2005 年與 2010 年,史丹佛大學(對的又是他們,對血液的議題簡直愛不釋手)再次提出這種研究。

一群世界級學院裡的頂尖學者，在小老鼠身上好像發現了什麼。這個實驗把年輕鼠與老年鼠，相當於人類 20 歲與 70 歲左右的鼠結合在一起，研究團隊刻意弄傷老年鼠的肌肉，但之後復原的狀況跟年輕的老鼠一樣好，肝臟也是，比同齡的老年鼠好上 2、3 倍。

這個實驗想證實流傳千百年的傳聞，也就是年輕的血液是否能讓人回春。結果發表後能確定的是，年輕鼠的血液含有一些化合物，能喚醒老年鼠身上的幹細胞，讓日漸衰老的組織恢復活力，但老年鼠的血液則會有抑制年輕鼠活力的化合物。

當初參與研究的神經學教授湯馬斯蘭多（Thomas A. Rando）說：「幹細胞很多，只是它們沒有接收到正確的信號而已。」那麼打開阿里巴巴寶藏大門的那句咒語會是什麼？

當時的研究成員之一，艾美維爵斯（Amy Wagers），現任哈佛大學幹細胞與再生生物學教授，持續了這個研究，並在 2013 年發現（一樣是透過駢體實驗），老年鼠的幹細胞表現的像「年輕人」，心臟更強、毛皮更柔亮，主要原因是年輕鼠身上有大量名為「生長分化因子 GDF11（Growth differentiation factor 11）」的蛋白質。

GDF11 就是「芝麻開門」的關鍵了嗎？科學家以合成方式製造，並注入老年鼠的體內，真的讓心臟恢復活力，且肌肉中的幹細胞也活絡起來，能增強老鼠的體質、延長壽命、嗅覺更靈敏並促進腦血管和神經元的生長，雖然不如駢體共生那樣的明顯。

同樣另一組努力不懈的科學家，也是畢業於史丹佛大學的博士、現為加州大學舊金山分校的副教授索爾維列達（Saul Villeda）也曾做過類似的實驗，在接受年輕鼠的血液後，老年鼠的海馬體會大量產生新的神經元，對記憶的形成有關鍵作用。

但是神藥之火點燃後，就會有人助陣或潑點冷水，哈佛與史丹佛的研究也受到諸多挑戰，因此找到體內青春露的關鍵，還在進行中。也許不久的將來，醫療菜單上的選項即將端上「年輕人的血」，但大多數的人應該比較希望不要有那麼血腥的做法。如果科學家能找到那個開啟再生謎團的神仙美饌，像維生素一樣方便，麻煩給我來一打吧。

今晚你想來點：雞血還是水蛭？

據稱，被抽過血的公雞瘦骨嶙峋，烹飪、食用時沒有香味。～雞血療法

人類對於自己的血液知道的還不夠多，對於動物血的瞭解也沒有太大進展，不過借力使力的嘗試一直沒停過。歷史上有許多粗暴的實驗讓人驚呆，例如把新鮮的雞血打進人體。

1960 年中國文化大革命初期，一名上海大夫俞昌時號稱發明了「打雞血」。他受過完整的醫療訓練，是上海亞東醫科大學畢業，行醫多年還曾擔任過衛生院院長與開設過私人診所，是一名不折不扣的醫師，可不是什麼江湖術士。

現在聽起來很不可思議，因為他認真的寫了一本《雞血療法》的小冊子，裡面詳細說明了雞血療法的好處與奇效。[註1]

1959 年 5 月 26 號上午，俞大夫當著許多工廠工人的面前，給自己打了一針新鮮的雞血，不僅沒有不良反應，還面色紅潤、精氣十足。他說不到 3 小時肚子就餓了，還吃了 8 兩飯（其實就是一大碗飯，約 300 克）。

身為上海永安棉廠三廠廠醫，那天下午共有 40 多人讓他打了雞血，原本咳嗽的 5 分鐘後就好轉、晚上因哮喘難以入眠者，當晚很快就進入夢鄉！還有人胃不痛了、

腫瘤消失了。如此神奇，簡直可以得諾貝爾獎了吧？那個沒有網路的年代，傳播小道消息的速度不輸給今日的 5G，很快的這位俞大夫不用花大錢的療法，風靡大街小巷。他在雞血療法的小手冊上說，自己連打 2 天雞血，覺得精神舒適、食慾增加，3、4 天後，身上的腳癬、皮膚病都痊癒了！他也幫親友與自己的女兒施打，十分肯定打雞血的好處。

除了精力充沛與改善睡眠，俞大夫還將雞血療法分為「顯著療效」與「一般療效」。顯著療效能改善：功能性月經過多、胃及十二指腸潰瘍等等，一般療效則有這些益處：改善神經衰弱、慢性支氣管炎、高血壓、乳汁缺乏……等共計 18 種功效。

這是在胡鬧嗎？但他是醫師啊，人們就信了。一時間，原本在上海流行的雞血療法，轟動了全中國，說是領先國際、華人之光也不為過。然後雞也變的奇貨可居，還有教人如何採血的圖解，先在雞翅下選好血管，抽出後直接注入人體，且最好是用一年生的童子雞，因為效果最好。

當時有多誇張？據地方誌《百年崇州》第二卷記載：「病人抱著雞進診室後，有護士幫忙，七手八腳地逮住雞，從一邊翅膀的靜脈血管中抽出雞血……強壯的公雞會拚命掙扎，一旦掙脫咯咯大叫，滿屋飛逃，大家追拿，亂成一團，雞毛灰塵揚起，再加上雞屎遍地，更是臭氣熏天。因為頻繁扎針，過不了多久，一隻漂亮的公雞就變成了渾身青一塊、紫一塊斑的禿雞，需要另換一隻好雞，市場上雄壯漂亮的公雞一度成為搶手貨。」根本是賀年喜劇片才會出現的劇情。

後經推測，因為雞血療法會引起過敏反應，所以注射的人會出現皮膚潮紅、心跳加速等現象，好像吃了「大補丸」一樣。當時普遍沒有醫療常識，加上俞大夫信誓旦旦的說詞，大家爭先恐後的都想試著給自己「補一補」。

1965 年上海市衛生局召開會議，認為雞血療法不安全，雖不至於致命，但不值得冒過敏的風險。根據當時有記錄的調查報告，有人打了雞血會有畏寒、腹瀉、淋巴腫大、蕁麻疹等，還有多人休克。眼看風潮不歇，再下去說不定會有人因此喪命，於是衛生部下達了「黑禁令」，禁止醫療人員以新鮮雞血為療法，為病人治病，還要加強勸說病人不要這麼做，但不到半年後衛生部的政策大轉彎，以急件方式承認這個荒唐的療法竟然「是正確的」。

你沒看錯，衛生部後來「緊急認可」雞血療法，這個髮夾彎是怎麼來的？據說當初是因為毛澤東對這個禁令提出了嚴厲的批評，認為廣大的農民一無醫、二無藥，衛生部不是人民的衛生部，是為老爺們服務的！這頂帽子扣了上去誰受得了？於是大轉彎、認錯，都不是基於醫療專業下的決定，而是為了政治正確。

幸虧這段荒謬的歷史並沒有持續太久，1967 年毛澤東的頭像還印在紅衛兵《上海雞血療法創刊號》的手冊上，戰鬥力高昂的擁護者跟公雞叫聲有得拚，但隔年街上開始出現傳單，說有人因雞血療法而喪命或中毒，漸漸的，在診所雞飛狗跳抽血的場景才逐漸消退。

雞血療法成了一段奇特的醫療史，留下的是後人的調侃，用來形容瘋狂與癡迷。如果你有朋友心情特別嗨與亢奮，也許可以問問他：「您是打了雞血嗎？」

全能的水蛭醫師：咬一口治百病

把血注入人體聽起來是胡鬧，那不然把血放出來如何？

據說耳朵的相關手術是外科裡難度最高的。除了本身的結構，它的微血管細到只有 0.2 到 0.5 公釐，比頭髮還細，想要接回斷耳，其成功案例屈指可數。所以機場海關人員也說，耳朵是他們判定身份特徵的重點，因為這個地方很難整形。

1985 年 8 月 16 日，美國一位 3 歲的小男孩被家裡養的狗咬下耳朵，而且是整個右耳。名叫蓋伊的小男孩與他的耳朵被緊急送往醫院，當時的醫療團隊成員之一，約瑟夫阿普頓（Joseph Upton）醫師說，雖然成功機率應該是 0，但還是決定放手一試。

手術進行了 12 個小時，透過顯微鏡，將被撕裂的靜脈與動脈放大 40 倍，以完成困難的血管接合。手術看起來是成功了，但大家只開心了一下下，因為小男孩恢復的並不好，血液雖然開始流動，但在靜脈形成凝塊，無法暢通。

醫療團隊給蓋伊施打了 5 千單位的肝素，一種抗凝血的藥物，並切開耳朵試圖放血。但 3 天後耳朵變成藍黑色，眼看手術即將失敗，耳朵就要留不住。

曾在越戰期間擔任軍醫的阿普頓醫師，因為聽過用水蛭來治療病患，因此開始尋找水蛭的下落，但整個美國卻找不到任何一隻效果最好的醫療水蛭（Medical Leech），最後是在英國下訂，遠渡重洋的以專機送到波士頓兒童醫院。

一開始先放上 2 隻，水蛭吸飽了血，漸漸變的像發福肥大的雪茄。奇蹟的時刻來臨，原本搖搖欲墜的耳朵就豎起來了！阿普頓醫師說，很明顯的它們是真的有用。接著以水蛭進行一週的療程，耗費 2 打水蛭之後，小男孩的耳朵保住了。

能登上新聞與科學期刊，當然是因為阿普頓醫師團隊的高明醫術，但在當時最引人注意的還是發揮關鍵作用的水蛭。

全球大約有 5 家公司提供醫療水蛭，英國目前唯一一家養殖廠是 Biopharm Leeches 公司，成立於 1812 年。他們的網站一點進去就會看到一群在水中舞動的黑色長條狀水蛭，不喜歡的人請慎入。

更正，應該語帶敬意的說是「醫療用水蛭」，這家就是當年提供醫療水蛭讓阿普頓醫師手術成功的「生物藥廠」。

水蛭即將重返榮耀了嗎？

一直到上個世紀，放血療法（Bloodletting）仍是醫學上的主要療法，有什麼醫不好的病，放血就可以。跟鋒利的刀片比起來，水蛭溫和多了，因為它從微血管吸血，還自帶麻醉藥，所以更受歡迎，雖然你可能不會喜歡它的外表。

水蛭有 10 個胃、32 個腦、9 對睪丸、上百顆牙齒，吸食後會在獵物身上留下獨特的齒痕，據看過的人說很像賓士的三芒星狀 logo。[註2]

歐洲醫蛭用來醫人，亞洲醫蛭用來醫獸。他們有個共同點，享用大餐時會先局部麻醉獵物，所以不只是人或動物，一旦被咬幾乎是完全沒有感覺。它們被水蛭養殖廠的人稱為「活藥局」，因為它們能分泌出最有效的抗凝血劑與麻醉劑（目前科學家還未找到麻醉成份的證據，只能說它們咬上宿主時溫柔到沒有存在感）。

水蛭的唾液有上百種成分，目前只解出 8 種，其中一種是在 1883 年由約翰海克拉夫特（John Berry Haycraft）發現，後來提煉成水蛭素，其抗凝血作用遠超過人造肝素，是最佳的血液稀釋劑。

科學家發現水蛭咬的傷口會流血長達數小時，作用是讓血小板無法發揮凝集功用，且它的「賓士咬痕」也大有學問，比起手術刀的切口，三芒星的咬痕對組織破壞力較小，傷口得以復原的較快。

人類很早就知道用水蛭來治病，從古埃及、希臘、印度與阿拉伯的醫師都在用。除了用水蛭（正確說法是吸血蛭類）來治療戰爭中受傷士兵的傷口，它的應用範

圍廣泛，舉凡皮膚病、泌尿生殖系統問題還有牙齒都可以。所以不單純只是放血，還真的是有人稱它為「水蛭醫師」。

但造成 18、19 世紀全民瘋水蛭熱潮的是拿破崙的軍醫布魯賽斯（Francois Joseph-Victor Broussais）。因為戰爭的緣故，民醫都被徵召為軍醫，導致會放血的醫師短缺，他鼓吹用水蛭治病，因為不僅安全且不像放血療法會有昏厥、彌留或感染的風險。也因為水蛭的致死率低多了，而且當時的歐洲遍地皆是，隨手可得，採蛭行業也蓬勃發展。

1828 年他出版了《De l'irritation et de la folie》一書，內容提到他因為消化不良，用了 5、60 隻的水蛭放在身上使用，大約 15 次。

當時他的演講場場爆滿，還得出動警方維安。據說還有一次曾出動國防部長關切坐鎮，關上大門以防群眾破門而入。原本法國產出的水蛭多到可以出口，但到了 1833 年反而必須從國外進口 4 千多萬條。當時的法國醫師簡直是用水蛭治百病，還沒看到病人就先交代病患放血，除了造成貿易奇蹟，可以說是「預防醫學」的始祖？（開玩笑）

但隨著放血療法的式微以及現代醫學的興起，水蛭療法在 19 世紀末退燒，不過它所帶來的影響與未解迷團，科學界一直沒有放棄，持續研究。如果不是神來一筆的用水蛭治療，右耳斷裂的小男孩故事就會改寫。

2004 年，美國 FDA 正式批准水蛭成為醫療器材，拔得頭籌的是法國的 Ricarimpex 公司。一點進去網站當然就是以水蛭做為吉祥物，詳細描述了該公司的百年歷史，且在 650 種水蛭裡，他們只用效果最好的醫療水蛭，並在實驗室與法國兩處獨特自然環境中培養。

FDA 對於這個活體器材的認可說明是：「能藉由產生長期的局部出血解決靜脈淤塞，以促進移植組織癒合」。

所以廣受好評的水蛭要回來了嗎？

2018 年 10 月 17 日，加拿大安大略機場一隻獵犬聞到了奇怪的味道。一名美國男子的手提箱裡一打開驚呆所有人，不是毒品，而是近 5 千隻扭來扭去的水蛭們。男子大刺刺的帶著這些生物，辯稱是要用它們的排泄物來灌溉蘭花，他怎麼會認為這個奇怪的理由可以成立？

因為違反了「瀕臨絕種野生動植物國際貿易公約」，該男子被罰了 1 萬 5 千美金，但讓加拿大傷透腦筋的是這麼多醫蛭該怎麼處理？因為根據加拿大的統計，一整年的醫蛭需求也不過 500 到 1 千隻。

「想要養寵物嗎？」海關人員開玩笑的問。還是你想來一點水蛭乾也行（先不要吧謝謝）。

在中醫典籍裡，真的有水蛭的身影。

以水蛭作成藥材內服的記載，例如《金匱要略》、《千金方》等等都有詳細作法與對應症，主逐惡血、瘀血、月閉、破血消積聚……等等。醫聖張仲景還用它來祛邪扶正，治療瘀血。現在的中藥行也還買得到水蛭乾，嗯，但應該不至於會變成年節送禮的首選就是了。

看來這個活體醫材在人類的醫療史上，還能大有可為。

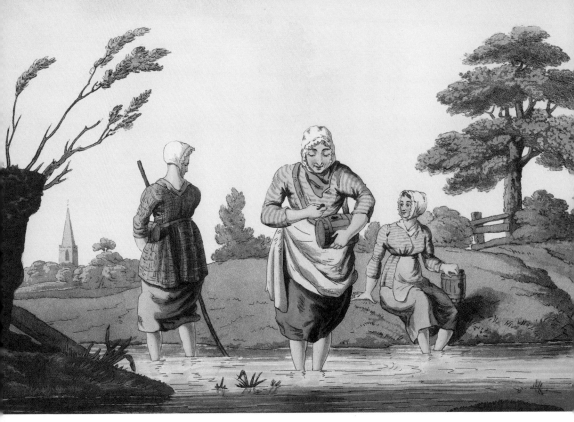

採蛭人，通常是婦女，她們讓水蛭附著在腿和腳上，再將
水蛭取下並存放在小水桶中。
Leech finders（1814）by George Walker

冷「蛭」識

· 歐洲醫蛭吃飽一餐後，可以一整年不進食

· 牛蛭用來醫治動物，常用於狗的耳朵腫脹感染，尤其是鬥牛犬

· 水蛭完成工作後就得處決，以避免成為「走路的針筒」，造成人與環境的危害

· 醫療水蛭的平均壽命是 27 年

· 大部分的蛭類是肉食性，但僅少數以血為主食

· 已發現有 680 種蛭類，大多數生活於淡水，少數在海裡與陸地

註 1：《認真的糟糕療法中國篇 / 漫遊者文化》
註 2：《九品脫 / 聯經出版》
本篇參考資料：/ 美聯社 (AP news)v/ 國家地理 (National Geographic)/ 醫學百科

有事沒事來放血，放血身體好？

1799 年 12 月的一個陰雨天，美國第一任總統喬治華盛頓，在凌晨騎馬，晚上就出現發燒與呼吸窘迫，他吩咐醫師採用放血療法，然後……他就死了。～ BC Medical Journal

西元前 1550 年成書的埃伯斯紙草卷（Ebers Papyrus），共有 110 頁，是公認世界上最古老的醫學文獻，是古埃及人的醫療智慧大成，其中記載了心臟是血液的供應中心的最早論述，還有治療哮喘、避孕與擺脫惡魔的咒語（不知道現在還有效嗎？），其中也記錄了放血療法（Bloodletting）的應用。

1 千年後希臘誕生了一位醫學史上的偉人，至今的醫師誓詞也是以他的醫德倫理之理念為基礎去修訂的，他就是人稱醫學之父的希波克拉底（Hippocrates），他也贊成放血療法。

希波克拉底在醫學上有許多突破性的見解，例如破除鬼神、天譴之說，認為人會生病都是其來有自，例如不潔的飲食、生活習慣與環境才是致病的主因。他也率先提出病歷記載與預後的重要性，但最廣為後世流傳並主導西方醫學觀念的，是他的體液學說。

他認為人體有 4 種汁液：黃膽汁、黑膽汁、黏液與血液。體液學說深深影響了日

後的西方醫學發展，從希臘、羅馬、印度、波斯的醫學都以其為基礎，認為人之所以會生病，就是體內的體液失衡導致。

古代醫學大多認為人體是四大汁液的「容器」，裡面有黃膽汁、黑膽汁、白黏液、紅血液。人體有三道門，有害物質可以從此排出，一是透過皮膚排汗，二是透過腎臟排尿，三是透過腸道排便，既然有四大汁液就應該有四道出口吧？所以醫師發明了第四道門：放血療法。

不過雖然希波克拉底有提到放血的作用，但真正讓放血療法成為中世紀治病萬靈丹的是蓋倫（Galen）。

希波克拉底離世後近 500 年，蓋倫這位醫學天才橫空出世，他被認為是古代著作最多的醫學家，影響西方醫療史近 1 千多年，他的醫療著作包含解剖學、生理學、藥理學、病理與神經學等等。其中承襲希波克拉底的體液學說，他又將其發展到另一個層次。

首先他認為這 4 種體液會影響人的情緒變化，每一種體液的過多，會對應到一種氣質。血液代表熱血型的個性，黑膽汁是思憂型，黃膽汁是激進型，而黏液是冷靜型。不愧是醫師兼哲學家，這樣的分析的確走在時代的最前面，不過他認為 4 大體液中，血占了主導地位，也是最需要被控制的體液，例如為了控制血壓，醫師必須要從患者身上去除過多的血液。

他還可能是最早教人「自救」的醫師。他創造了一個複雜的系統，根據患者的年齡、體質、季節，還得加上令人匪夷所思的天氣與地點，如此才能決定去除多少血液，而且說明仔細，若有以下症狀可以 DIY 自行放血。例如當血液過多時會有發燒、頭痛或中風等表現，透過放血可以好轉。

那萬一中風還能自己放血嗎？他還說病情越嚴重要放越多，尤其是發燒。

現在聽到這樣的說法真讓人臉上三條線，但放血療法在不久前都是「手把手」、「百年傳承」的醫術，並非巫術。

放血療法的特產：理髮外科醫師

800 多年前的大英帝國，理髮師通常身兼外科醫師，他們被稱為「理髮外科醫師（Barber Surgeons）」

理髮外科醫師的工作繁忙，業務範圍簡直包山包海，除了剪髮、美髮與刮鬍修容，額外的還有：頸部推拿、清潔頭皮與耳朵，手術的部份有：切除瘻管或腫囊、拔管、放血（放血刀或水蛭 2 選 1）跟拔牙，那些血還被規定要收集好排入泰晤士河中。

當時的理髮院根本是小型診所，不過理髮外科醫師們並沒有得到應有的尊敬，因為在當時，血被認為是不潔之物，沒有人想碰，連外科醫師都被排擠在正統醫學之外，薪資還遠低於理髮外科醫師。

多才多藝可能也是一種煩惱嗎？其實理髮師的變身跟宗教有關。

歐洲的歷史與宗教息息相關，政教合一的年代，修道院的功能日益強大，還有醫務室能讓僧侶為病人進行治療與放血等業務。當時的僧侶得剃光頭髮，因此備有理髮師，隨時服務。

1163 年，當時的教宗亞歷山大三世（Pope Alexander III）頒布法令，禁止神職人員參與外科手術、得遠離血腥。加上當時的醫師（內科醫師）也不願自己的手沾到血，外科醫學還未被列為專門科學，因此擅用利器、具備靈巧雙手的理髮師，

就順理成章的成為執刀的繼承者。其中理髮院最熱門的業務應該就是放血了，因為頭髮可以不剪，但放血在當年可是「健康活動」，還是醫療行為。當時英國的許多醫療書籍都記載了放血療法的功效，例如：哮喘、癌症、霍亂、昏迷、驚厥、糖尿病、癲癇、壞疽、痛風、疱疹、消化不良、黃疸、痲瘋、眼炎、瘟疫、肺炎、壞血病、天花、中風、破傷風、肺結核……等等共 100 多種疾病，簡直萬能。理髮外科醫師得處理許多沒人要做，被認為是不潔的工作。

放血業務也成了理髮院的招牌（雙關語，一個指的是業務、一個是店門口的旋轉燈），當時理髮院為了讓人知道他們有在進行放血，會把收集在碗中的血放在店門口，可能是太常被抱怨或是被踢倒後血流滿地的畫面太恐怖，後來被政府規定因放血業務而收集到的血，必須集中倒入泰晤士河中，不得用來招攬業務。

白色的繃帶與紅色的血，後來成為理髮院著名的三色柱由來。這個部份尚有多種說法，其中之一是：紅色代表血或動脈、藍色代表靜脈、白色是繃帶，柱子是給需要放血的人抓住以利找出手上的血管，半球型的碗就是盛裝血的容器。

1308 年，倫敦成立了第一家理髮師同業工會（The Worshipful Company of Barbers），而且外科醫師也能加入。但過了幾年到 1368 年，外科醫師被「允許」成立自己的工會組織，但理髮外科醫師竟能保留監督的權利，而且還是法律規定的，可見當時的他們的地位高於外科醫師許多。

這樣各自為政，但業務範圍重疊的現象竟也維持了 172 年，一直到 1540 年一個更怪的舉動（當年什麼都不奇怪），英國國會法令將外科醫師與理髮外科醫師合併，成立聯合公司，並明令規定：外科醫師不得剪髮或修鬍，而理髮師也不得進行手術，但唯一有個例外，雙方都能共同執行兼管的部份你猜是什麼？是拔牙。

兩種不同產業合併一起，從來都不是好主意。但這樣的不安也又過了 200 年，一直到外科醫學的持續進展，變成一種不是從理髮入門的技藝之後，1745 年在一群外科醫師的要求下，終於與理髮公會分家，並在 1800 年獲得皇家特許，成立了英國第一家外科專門學校「英國皇家外科學院（Royal College of Surgeons of England）。但當時內科醫師當道，仍不准許學院的外科醫師稱為「Doctor」，只能以「Mr. 或 Miss」等稱呼外科醫師，除非能進入內科醫校拿到完整文憑。這白色巨塔的戲碼當然又是另外的故事。

在理髮外科醫師中，有一位傑出的人物，後來被尊稱為「外科手術之父」，法國的安博羅斯帕雷（Ambroise Paré），他從同樣是理髮外科醫師的哥哥身上學習到外科技術，後來投入戰爭當軍醫，發明許多手術機械與療法，如止血器與傷口治療，甚至是婦產科進步的先鋒，並在 1552 年成為法國國王的御醫。

放血療法的幽魂們

英國詩人拜倫（George Gordon Byron）極端厭惡放血療法，當他參與希臘獨立戰爭，染病奄奄一息時，詢問醫師是否沒有其它的方法了？因為他說：「死於放血針下的人比死於刺矛下的人還多。」無計可施的醫師與無力反抗的拜倫只能將就於放血療法，結果醫師放了血，拜倫還是死了。

另一位被放血療法害命的是美國的第一任總統、開國元勛，喬治華盛頓（George Washington）。歷史學家們都想知道是什麼讓這位美國最偉大的領袖，在 21 個小時內發病後就迅速死亡？ 1799 年 12 月 14 號是陰雨天，67 歲的美國前總統（當時已退下總統職位 2 年），在自家附近騎著馬閒晃，不介意身上衣服已濕，在沒替換的狀態下吃晚餐。當晚就感覺身體不舒服無法說話，緊急召來醫師，據說是華盛頓本人要求醫師幫他放血以減緩症狀。但不幸的是情況沒有好轉，看似感冒、咽喉痛，但竟在 8 小時內由醫師放血 4 次，大約是體內血液的 40%。當天晚上 10

點華盛頓本人意識到可能快要走了，留下簡短的遺囑後離世。（資料來源：美國國家憲法中心 National Constitution Center）

200 多年來醫師仍在推測華盛頓的真正死因，從白喉、細菌感染到鏈球菌與肺炎等等，但都無法忽略那大量失血對他造成的傷害。

2022 年 9 月 8 日英國女王伊麗莎白二世駕崩，查爾斯王子繼任成為英國國王，王號為：查爾斯三世（Charles III）。新聞媒體拍到他手指腫脹，他也曾自嘲自己的手指像香腸一樣，醫師推測可能是水腫或是風濕，也可能是單純的年事已高。

國王的健康狀況讓英國民眾回憶起，上一位使用查爾斯稱號的是 1660 年即位的查爾斯二世（Charles II），他的晚年健康情況不佳，且死因竟也跟放血有關。1685 年 2 月 1 日，當時才 55 歲的查爾斯國王，晚上睡得並不好，在清晨 7 點醒來，並發出可怕的尖叫聲，接著抽搐、臉色蒼白無語。

御醫們第一輪的共同意見就是：「要不先放個血吧？」於是國王被放了約 16 盎司（約 480cc，跟星巴克的大杯咖啡一樣）的血。看起來情況沒有好轉，好的那改用催吐劑吧？把體內毒素排出準沒錯，然後又加碼放了 8 盎司的血，這一切都發生在中午前，手忙腳亂的想趕快治好國王。

第二天國王又抽搐了，慌張的御醫們開出了藥酒與一大堆奇怪的藥草（包括秘魯樹皮），但重點是又給他放了 10 盎司的血。接著幾天都在發燒與嘗試各種解毒劑中渡過，但第 6 天又被放了 12 盎司的血，這 6 天總計被放了 46 盎司的血，近 1400cc。查爾斯二世最終在 2 月 6 日駕崩，但沒有人怪罪於放血療法，畢竟以當時的醫術也沒有更好的作法。史學家認為當時查爾斯國王應該患有痛風與腦水腫，但以歷史上的記載看來，放血的確加速了國王之死。

放血療法進行中

弘道元年（西元 683 年）的某一天，大唐皇宮裡傳來怒叱聲，垂簾聽政的唐高宗皇后（就是大家都害怕的武則天本人）說要把御醫推出去斬了，只因為御醫提議說要放血，而且是在天子頭頂上的百會穴。

當時的御醫秦鳴鶴是哪裡借了膽子？怎麼敢在皇帝的頭上動手腳？其實黃帝內經就有記載「刺絡」的方法與作用，御醫只是按照教科書上的作法啊。

根據史書記載，唐高宗有頭痛與眼睛不好的毛病，晚年近全盲，時常無法下判斷。當御醫提出這個作法時，他說：「風毒上攻，若刺頭出少血可愈。」雖然武則天當時震怒，但唐高宗頭重目眩不能視，已不堪忍受，也認為御醫就事論事，不可加罪，不如讓他試試。秦鳴鶴遂刺百會及腦戶出血，獲良效，唐高宗眼睛馬上就能看的到。武則天由怒轉喜，在簾內拜謝御醫，並賞賜 100 匹絹。

一直到今天，中醫仍然有放血療法，古稱「啟脈」或「刺絡」，是依據患者疾病需求的特殊針刺療法，在臨床上有瀉熱、止痛、急救與消腫之功效。例如中醫最常治療久站造成的靜脈曲張，可在嚴重部位局部放血以減緩壓力，但這都是緩解症狀的療法，還是要回歸到疾病的源頭，並改變生活習慣才能治本。

中醫的放血療法也並非人人可做，如孕婦、凝血功能不佳、貧血、低血壓或 70 歲以上長者與小朋友都不適合。而中醫的放血採針刺，採血量很少，約在 20 到 30cc，遠低於捐血的 250cc，更不像西方醫學史上的放血療法，得大量放血到人昏厥過去。

法國肥皂劇與輸血史

2022 年 10 月 17 日，印度《斯坦時報（Hindustan Times）》報導，在北方城市普拉亞格拉傑，一名 30 歲的男子因為登革熱接受輸血（血小板）治療後惡化，再轉送第 2 家醫院仍不幸死亡。醫師告知家屬因為第一家醫院用的血袋是假的，因為裡面有甜橙汁（Mosambi Juice），還說其中有幾袋是家屬提供的。

用果汁混充血液，這種鬧劇怎麼會出現在今日的世界？

就算醫療發達，人為疏失還是無法避免，輸錯血發生意外也時有所聞。但這件「果汁血」事件的檢查官已經出來闢謠，說並沒有找到果汁成分，但已送化驗看是不是有其它雜質，也同時逮捕了 10 多位兜售「假血小板」的嫌疑犯。

從放血到輸血，人們為了健康採取了兩種完全不一樣的作法，但它們也有密不可分的歷史。然後，那位「黑黑的」人類小夥伴：水蛭先生，又再次扮演了歷史上的重要角色。

法國醫師丹尼斯（Jean-Baptiste Denys）進行了人類史上第一次有記錄的輸血。1667 年 6 月 15 日，他將 9 盎司的羔羊血，輸入一位 15 歲小男孩的靜脈中。小男孩因為無法控制的高燒，讓理髮外科醫師以水蛭放血，高達 20 次，在流了不少血後病況卻沒有改善。

丹尼斯醫師先從小男孩腋下抽出 3 盎司的血，接著注入 3 倍的羔羊血，小男孩除了流了點鼻血，並無其它副作用。丹尼斯醫師再接再厲，隔兩天再用了 16 盎司幫小男孩輸血（跟星巴克大杯飲料的容量一樣），但這次改成小牛血後，出現了小便變黑、下背痛等現象，但之前困擾他的高燒現象卻完全康復。

雄心壯志的丹尼斯醫師充滿了信心，接著他又用同樣的手法，實驗了 3 到 4 位志願者，但不是每個人的結果都很好，其中最有名的案例是在巴黎街頭裸奔的瘋子莫羅依（Antoine Mauroy）。

他曾被放過 18 次血來治療精神疾病，但都無效。1667 年 11 月，信心滿滿的丹尼斯醫師在貴族們的協助下，莫羅依被衛兵們抓來實驗。他被輸入 4 盎司的小牛血，出現發燒、噁心與「跟煙囪灰一樣黑的尿」，但幾天後卻完全康復，精神狀態竟恢復得跟正常人一樣，丹尼斯醫師還為此發表了論文。

但瘋子莫羅依變成正常人只有 2 個月，他的妻子說他變得比之前更瘋，當然這也要歸咎於他酗酒和抽菸的結果。總之在他妻子的要求下，丹尼斯醫師答應再幫他輸一次血，這次雖然減少了譫妄（精神錯亂）的現象，但開始出現其它副作用。於是妻子又苦苦哀求丹尼斯醫師再試一次，但這次他卻死了。

倒楣的丹尼斯醫師還被莫羅依的妻子告上法院，說是輸血害死了她老公。但其實第三次輸血時根本就還沒「開動」，丹尼斯醫師準備先從他腳抽血時，莫羅依就發生嚴重的癲癇，全身劇烈顫抖，倒地不治。

劇情直轉急下，莫羅依的妻子沛琳莫羅依（Perrine Mauroy）被反控謀殺，因為警方在她家裡發現了砷粉（砒霜），這種神經性的慢性毒藥，很可能被加在肉湯裡

給不知情的莫羅依長期食用，才會導致他的瘋癲。且據說沛琳收了大量金錢，來源是與丹尼斯敵對的「不知名」醫師，以在這種輸血實驗中做出不實指控。看來白色巨塔的惡鬥劇情，古今中外都在演。

後來丹尼斯醫師雖然被宣判無罪，沛琳被送往監獄，但當時的輸血引起輿論的正反派激辨，後來法官禁止這樣的行為，除非經由巴黎醫學院的許可。怪的是法官並沒有追查沛琳口中的那群不知名的醫師同夥與金錢來源，但從此輸血這件事就乏人問津了 150 年。是不是你也覺得案情並不單純？

新世界的起源：產婦

放血治百病這樣的做法，繼續為巴黎與倫敦的理髮外科醫師帶來客戶與業績，維持百年榮景，一直到 1818 年一位婦產科醫師，又再次改變了血液流動的歷史。

詹姆士布蘭德（James Blundell）是一位在倫敦執業的婦產科醫師，他看到許多婦女因為分娩後大量出血死亡，引發他研究如何才能搶救產婦的方法。有別於 150 年前巴黎丹尼斯醫師用羊血與小牛血，布蘭德醫師從他學習到的醫學知識裡下了判斷，輸血不應該用「異種的血」，而是應該要用同種的「人血」，但誰能有這個意願？他的眼神轉向產婦的先生。

第一次實驗他抽了 4 盎司的血（產婦的先生提供），注入一位因分娩失血過多的孕婦體內，成功挽救了她的性命。接來他以 5 年的時間進行了 10 次的輸血試驗，但結果有好有壞，無法皆大歡喜。時間會用到 5 年來實驗，是因為他只對分娩後大量失血的孕婦進行輸血。

雖然他的勝率只有 50%，我們現在都能理解應該是血型不相容的緣故，但當年的他起碼讓一半的孩子不會沒了媽，也是功德無量。

他將成果發表在 1829 年的《刺胳針（The Lancet）》，又稱為「柳葉刀」，是世上最古老與最重要的醫學期刊之一，在學界具有高度影響力。布蘭德的實驗證明，人類間的血液有互相運用的可能，且能挽救性命。

布蘭德醫師最大的貢獻除了拯救瀕死的產婦與可能的孤兒們，也改寫了人類血液的歷史。從任意放血來祈求健康，到輸血救人一命（後面更救了無數人的命），這個變化才是無與倫比的成就。他也撰寫了《產科的原理與實踐（Principles and Practice of Obstetricy）》等書，對於女性相關疾病的醫療方式有重要的影響。

不過人們對於輸血的疑慮還是存在不確定性，一直到 1900 年才又有了新發現。

不是所有的血都是一樣的

「他孜孜不倦，天生有點悲觀，而且喜歡遠離人群。」

這是諾貝爾獎網站對於卡爾蘭德施泰納（Karl Landsteiner）醫師的描述，他因為發現人類血液並非都一樣，而是有 A、B、AB 與 O 型這 4 種，在 1930 年獲得諾貝爾生理醫學獎。

距離人類第一次人與人之間的輸血的 70 年後，來自奧地利維也納的蘭德施泰納醫師，在 1901 年發現了人類的血液「看起來都一樣，實際上不一樣」。因為在輸血的過程中，有的人沒事，但有的人被輸入血後會在血管中凝結（現稱為溶血反應），這也是被輸錯血的人會產生黃疸與休克的原因，嚴重的會死亡。解開了為什麼輸血歷史剛開始時，有人存活，有人卻會死亡的謎團。

簡單說，我們的血液有保護機制，只要不是跟我們「同一國的」就會把它視為外來的入侵行為，會產生抵抗排斥。蘭德施泰納醫師的發現深深影響了日後人類的

命運，因為輸對血上天堂，輸錯血就……看不到明天的太陽。有了血型的分類，輸血才不用碰運氣、賭生死。

一開始他發表研究時，並沒有引起很大的重視，當時的醫界還不理解血型這件事的重要。他先是以自己與同事的血做測試，發現 5 個人的血有 3 種不一樣的反應，接著研究的 22 個實驗對象中，把結果歸類成 A、B、C 這 3 種不同反應（C 後來改名為 O，也就是 O 型血），一開始沒有 AB 型，因為當初被實驗的對象剛好沒有這個血型，後來經由他的學生在實驗中發現。

另一個重要的血型系統 Rh 分類，也是他持續多年研究血型的成果。血型不僅是在輸血上有所貢獻，舉凡人類學、遺傳學、法醫學（謀殺、親子與刑事案件的鑑定）以及移植免疫等等，影響之廣，請盡量想像。還有一個最重要的事，就是血庫的建立。

根據國際輸血協會（ISBT）的記錄，目前共有 43 個人類血型系統分類，並以發現者的名字來命名。例如編號 8 號的 Duffy 血型，在 1950 年被發現，是在一位多次輸血的血友病患者身上找到的，就以他的名字來命名。

1920 年代瘧疾為患時，大多數的非洲人都能倖免。因為近 2/3 的非洲人都是這個血型系統，他們因為環境造就了不被瘧疾原蟲入侵的天賦，所以 Duffy 血型又被稱為能抵抗瘧疾原蟲的血，天選之人真有其事。

現在我們也知道，血型來自遺傳，例如父母雙方都是 O 型血的話，是絕對不會生出 O 型以外的小孩。嗯，至於要不要檢查一下父母與自己或家人的血型呢？交給您自己決定吧。

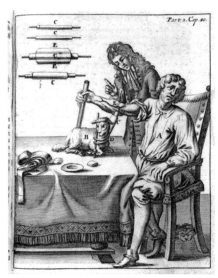

輸血的歷史，最早是將羊血輸入人體
圖片來源：

https://fr.m.wikipedia.org/wiki/Fichier:A_
early_blood_transfusion_from_lamb_to_
man_Wellcome_L0000096.jpg

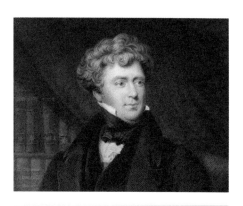

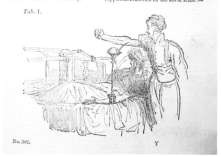

婦產科醫師 James Blundell 與他發表在《刺胳針
（The Lancet）》上，史上第一次的人體輸血報告
圖片來源：

https://en.wikipedia.org/wiki/James_Blundell_
(physician)

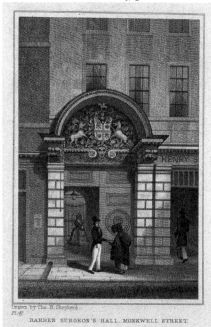

1830 年的倫敦蒙克威爾街理髮外科醫生大廳
圖片來源：

https://en.wikipedia.org/wiki/Worshipful_
Company_of_Barbers#Barber-Surgeons'_Hall_
and_Arms

來點血的小知識

━━━━━━

沒必要知道自己的血型

「沒有必要知道自己的血型，我也不知道自己小孩的血型。」說這句話的是出版《了不起的人體》一書的醫學博士，山本健人醫師，乍聽之下讓人很吃驚，但他說的也沒錯。

知道自己的血型能做什麼？平日派不上用場，那麼遇到緊急狀況例如輸血時就有用了吧？雖然輸錯血會造成可怕的後果並危及生命，但醫院可沒有那麼隨便，在輸血時得先做血型的檢查，不是你自稱是什麼型的血，醫院就會採信。

除了人的記憶力並不可靠，也有可能出生時的血型檢查結果不正確。除了血型檢查，醫院也會將患者的血液做「交叉配合實驗（Crossmatching）」，以觀察是否有出現有害反應，好像這麼一來，真的沒必要知道自己的血型。

血液不是只有紅色

「除了紅血球之外，血液的其它成分都不是紅色的。」說到血，大家都認為是紅色的吧？只對了一半。

血液組成：

●45% 是細胞，大部份是紅血球，只有 1% 是白血球和血小板

● 55% 的血漿，其中 90% 是水，7 ～ 8% 是血漿蛋白，其餘為養分、廢物或氣體

所以正常的血漿會呈現淡黃色到輕微的綠色，那麼紅血球為什麼是紅色的？因為其中的紅血蛋白含鐵，所以當有機會（希望不要）聞到血的味道，那種血腥味其實跟鐵的味道很像。

血液成品與保存期限

「捐血一袋、救人一命」，這句話你應該不陌生，但這些新鮮的熱血，只能保存一個月。

收集來的血，得經過處理才能在醫院被拿來救命。這些過程包含去除白血球、分離成紅血球、血小板、血漿，還要確認血液中是否有會造成感染的病毒（如 HIV、肝炎病毒）與細菌等等。

全血的有效期限最多只有 35 天，在室溫下不超過 30 分鐘。而保存期限最久的是冷凍血漿，能保存長達 5 年，最短的是洗滌紅血球，需在製備後 24 小時內使用。

活化石的藍色血是解藥？

網路上有一段影片看起來很殘忍，這是一群被補獲的鱟（Horseshoe Crab）（發音同『厚』），正在被放血，滿滿的一罐藍色的血，每加侖要價 6 千元美金。

自然界的血除了紅色，還有藍的，例如蝦蟹與章魚，因為血液中含銅，所以呈現藍色。

鱟的血為什麼會價值連城，因為它是目前發現最有效的生物試菌劑。外型看起來

很像鋼盔，它被稱為活化石是因為從 4 億多年前到現在的長像都一樣。對人類來說，鱟最有價值的不是血液的奇特顏色，而是它的「細菌偵測力」。

因為鱟的血十分敏銳、靈敏度極高，只要發現有細菌存在，馬上會凝結。於是人類將它用在實驗室裡做各種測試，連新冠疫苗的開發也少不了它。被抽了血的鱟會被放回大海，但沒人知道它們後來的命運為何。可怕的是，目前還沒有開發出人工或能取代鱟血的材料，萬一這種「藍金」用完了，恐怕人類又會自食惡果。

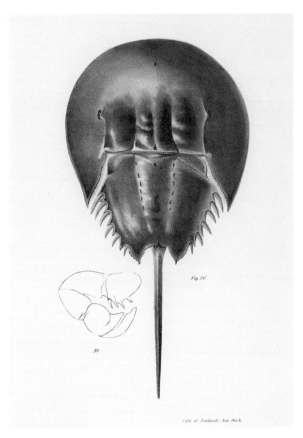

擁有珍貴藍血的鱟

希望列車：細胞療法啟程

這是一個充滿奇蹟的年代。大腦壞了可以修復、癱瘓的人可以重新站起來，癌症末期能重新長回健康細胞。

2022 年 10 月 17 日，台中榮總神經外科團隊正全神貫注的進行一項獨特的任務，要為一位嚴重脊椎側彎達 58 度的年輕女性開刀。

醫師們頭上戴的配備看起來有點眼熟，原來他們用的是醫療級的穿戴裝置，是全台第一起結合「AR 擴增實境」與「術中導航」的手術。帶領團隊的神經外科主任楊孟寅醫師指出，透過這樣的新技術，就好像在病人身上裝了導航一樣，身體結構中哪裡有神經、血管，都看得一清二楚。醫師可以更精準的直接針對病灶處理，避開危險區域如動脈與臟器，安全的完成任務。

若以傳統手術進行的話，預估時間將長達 12 小時，改用這項新技術只用了 3.5 小時，僅原本的 1/4。這代表能減少麻醉劑量與流血量，且安全度也大幅提升。

術後一個月，27 歲的女生不僅復原良好，術後第四天測量身高，矯正後的脊椎還給她這些年被沒收的 3.7 公分，一夜長高。新科技帶給人們希望，如果有手術刀抵達不了的地方，先別急著放棄，因為世界各地已經默默出發的「再生療法」，將會是這個世紀的醫療奇蹟。

幹細胞療法：讓每個人的明天都有希望

癱瘓 5 年的他，站起來了。

26 歲的 J 先生，20 歲時發生嚴重車禍，造成胸椎第 5、6 節脊髓損傷，胸部以下沒有知覺，沒有痛感，也無法自行上廁所，需協助導尿。他參與了花蓮慈濟醫院「自體骨髓間質幹細胞治療脊髓損傷計畫」，是計畫裡的第一人。在進行自體骨髓間質幹細胞回輸手術後 8 個月，透過積極復健，不僅能站立並緩慢移動，而且是「有感覺」的會想上廁所，還能像平常人一樣的控制。這對已經癱瘓 5 年的他來說，是神一般的奇蹟。

花蓮慈濟醫院院長林欣榮醫師，同時也是再生醫學專家，受訪時表示，該案例是世界首例由政府核發藥證，且第一位計畫病人就成功的案例。最振奮人心的是，J 先生在接受計劃治療時已經癱瘓 5 年，這樣的陳年性損傷還能透過幹細胞技術，成就自體療法的奇蹟，這對許多人來說是充滿希望的起點。

癱瘓 5 年都能站起來行動，那也可以預防還沒有發生的遺憾嗎？而且還是未出生的嬰兒。

幹細胞是神之手

在美國，每年約有 1400 位嬰兒患有先天性的脊柱裂（Spinal bifida），會造成肌肉無力或癱瘓，無法正常行走，並有感覺缺失與腸道膀胱系統的控制障礙，一出生就註定要與輪椅為伍。2022 年 10 月，美國加州大學戴維斯分校兒童醫院 (UC Davis Children's Hospital) 同時傳來哭聲與笑聲，因為其中 1 名嬰兒會踢腿。

她是懷有先天性脊柱裂的嬰兒，在媽媽體內被宣判了這個壞消息。但幸運的是，

加州政府成立的再生醫學中心（CRIM）特別撥款 900 萬美元贊助第一期的治癒實驗（CuRe Trial），名為「子宮內脊髓脊髓膜膨出細胞修復療法（Cellular Therapy for In Utero Repair of Myelomeningocele）」，孩子的媽媽 Emily 小姐是 35 位幸運的人選之一。[1]

帶領團隊完成這項世界首創手術的戴安娜法默醫師（Diana Farmer），是首位胎兒女外科醫師，她研究幹細胞療法超過 25 年，以這次的手術為例，她與團隊以 4 天的時間，以胎盤組織製做了間充質幹細胞（Mesenchymal stem cells）貼片。

先將子宮切開一個小口，並將當時僅 25 週大的嬰兒「飄浮」到該切口，剛好露出脊柱裂損傷處，放上貼片，讓組織再生。10 週之後小女嬰誕生，母女均安，小女孩的第一個生日剛過，就如同一般的孩童般健康。幹細胞療法改變了小女孩與她家人未來一生，是醫療奇蹟的歷史見證者。

神奇的幹細胞

創造奇蹟的幹細胞到底是什麼？好消息是我們每個人都有，幾乎每一種器官都有一種幹細胞，大腦有神經的幹細胞、肌肉與肝臟也都有各自的幹細胞。它被認為是最原始、最全能，具有高度發展潛力的細胞，具有「再生」與「分化」的能力，能修復與更新人體組織。

台灣衛福部在 2018 年 9 月頒布的特別管理辦法，開放自體免疫細胞、自體脂肪幹細胞、自體骨髓間質幹細胞、自體纖維母細胞及自體軟骨細胞等六類細胞治療技術可於國內核准之醫療機構施行。以台灣的醫療技術，再生醫學的啟程能為許多傳統療法無法治癒的重症患者開啟一線生機。[2]

註 1：加州大學戴維斯分校健康資訊 https://health.ucdavis.edu/children/news/headlines/worlds-first-stem-cell-treatment-for-spina-bifida-delivered-during-fetal-surgery--/2022/10
註 2：衛福部細胞治療技術專區
https://celltherapy.mohw.gov.tw

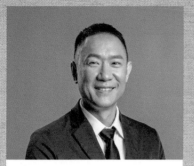

林道隆 / PLT 創辦人

史丹佛大學醫學博士，曾任寶齡富
錦生技感控暨臨床事業部總監、美
國加州 Nektar Therapeutic 臨床
發展部暨驗證部經理、美國紐約輝
瑞大藥廠風險管理副理

醫師也放心
安全的再生療法

台灣在 2018 年開放自體細胞療法，僅限特定醫院
與治療範圍，以重大疾病如癌症、中風、脊髓損傷
等，在傳統療法無法改善後才會建議使用。

所謂細胞療法是提取自體的細胞培養，再注回患者
體內，以修復或取代失能的細胞與組織。但細胞療
法尚有許多不確定，加上體外培養很難模擬真實細
胞在體內的環境，雖然目前開放的是風險較低的
「自體細胞」，但也有排斥與副作用產生的可能。

且細胞療法的費用相當高，以衛福部細胞治療專區
的公開資訊來，光是皮膚一項，4 個療程要價 75
萬元，自體軟骨細胞治療更高達 80 萬，等於單次
施打就要價近 20 萬元。*註1

以台灣的食藥署公布的圖表就能得知，再生醫療裡
以 PRP 的風險度最低，臨床上也幾乎沒有副作用
與不良反應。不僅安全等級高，也沒有複雜的製
程，因此醫師也認可，民眾也可以放心。

PRP 再進化：藥品級的 PLT

坊間 PRP 的製造的過程仍有很多的問題，除了無
法監測劑量外，也不能保存。PRP 麻煩的地方，在

於它從人體取出後需要立刻使用，在便利性與保存上有所侷限，因此升級版的 PRP 有了新名字。透過先進製程，以急速冷凍乾燥並保留活性的專利技術，命名為 PLT（高濃度血小板凍晶），在常溫下能保存 3 年。

3 年聽起來應該不新鮮了吧？而且還是在常溫下，這聽起來不科學。換個角度思考，奶粉也不科學嗎？還有我們常吃的魚油、益生菌與感冒藥品，都不科學嗎？它們除了能在常溫下保存，也不會削減其活性，以藥品來說還得符合 GMP 藥廠的製作標準，比食品廠等級還高。

PLT 就是將原本無法保存的 PRP，透過專利的實驗室技術，將血小板的數量與活性控制在最佳比例與濃度（10 億個血小板），並能長期保存。比起原本直接使用的 PRP，多了藥品級的管控、製造與包裝。也是目前台灣唯一一個能將自己身體的血小板製作成藥品級成品的專利技術。

高濃度血小板再生技術之比較表

項目	PLT	傳統 PRP
抽取量	一次採血即可，製備後可使用於多次療程	單次抽取，單次使用。若療程多次，得多次採血
製程環境	造價上億實驗室，1 萬等級的無塵室	診所或醫院內一般環境，無實驗室
活性濃度	以酵素免疫測試法，確保活性濃度與血小板總數量（10 億個），讓療程規畫與使用都標準化	無法檢測與得知血小板數量，因此效果因人而異
專利技術	實驗室專利急速冷凍後乾燥，真空包裝	無
保存期限	經藥廠級嚴謹測試，能保存 3 年	當場使用
便利性	可隨時回溶使用（10 秒），加速醫師療程使用，無須等待	必須要在有離心機設備的診所或醫院當場抽血，等候時間較長
成品等級	藥品級製程，食品級保存	無

NBA 的選擇與台灣政大雄鷹的奪冠祕密

2022 年底台灣體壇最震撼的消息應該就是 NBA 超級球星魔獸（Dwight Howard）加盟台灣職籃桃園雲豹隊。他曾 8 次入選 NBA 全明星隊，3 屆年度最佳防守員，是台灣職籃史上知名度最高的外籍球員。NBA 的球星個個身價非凡，所以他們的醫療團隊當然也是不計成本，使用最頂尖的醫療照護。

2020 年 NBA 的隊醫與 NBA 工會共同發表了一篇骨科共識聲明，對於 PRP 的使用有許多正面的肯定，例如退化性膝關節炎、髕骨韌帶病變、腳踝扭傷與足底筋膜病變等，都建議使用 PRP 或 LP-PRP 等做為第一線的療法。[*註2]

台灣技術升級，SSLab 提供服務以及醫師臨床上更先進的作法

台灣的大專籃球隊聯賽（UBA），這兩年最熱烈討論的話題就是，2017 年才成軍的政大雄鷹，姜豐年董事長(創立雄鷹籃球隊同時也是新浪網的創辦人)為什麼第 3 年就能演出奪冠大驚奇，2022 年（110 學年度）又連續摘下冠軍榮耀。除了以新創的方式培養團隊，其中的致勝秘訣也被公開，就是政大雄鷹與醫師群都認同並採用 PLT，升級版的 PLT 更具有科學數據與高效能（Platelet-Lyophilized Treatment）。這個做法讓全隊在沒有傷兵的情況下，保持最佳戰力，連續 2 年奪冠的祕密武器。

除了升級原本較「土法煉鋼」的 PRP 到藥廠級的製程，政大雄鷹隊的致勝關鍵 PLT 還有個訣竅，就是隊員都在「健康狀態下」採集血液。這個差異點在於，健康的身體能採集到的血小板數量與品質都更好，一旦受傷或身體發炎，血小板會被徵召到受傷部位。這也是上一代 PRP 療法常有人覺得無效的原因，因為多半患者身體在治療時已有狀況，效果當然會打折扣。所以如果在身體狀況健康時採用 PLT 的製程，等於是提早準備給自己的健康存款，品質會更好。

註 1：衛福部細胞治療技術資訊專區：https://celltherapy.mohw.gov.tw/tech_search.htm
註 1：The 2020 NBA Orthobiologics Consensus Statement
https://pubmed.ncbi.nlm.nih.gov/34017878/

再生醫療應用風險比較表

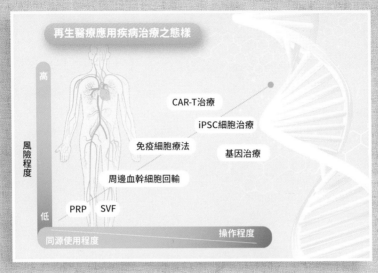

血小板中的各種生長因子

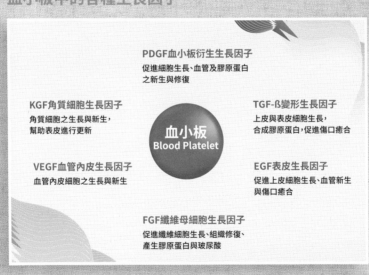

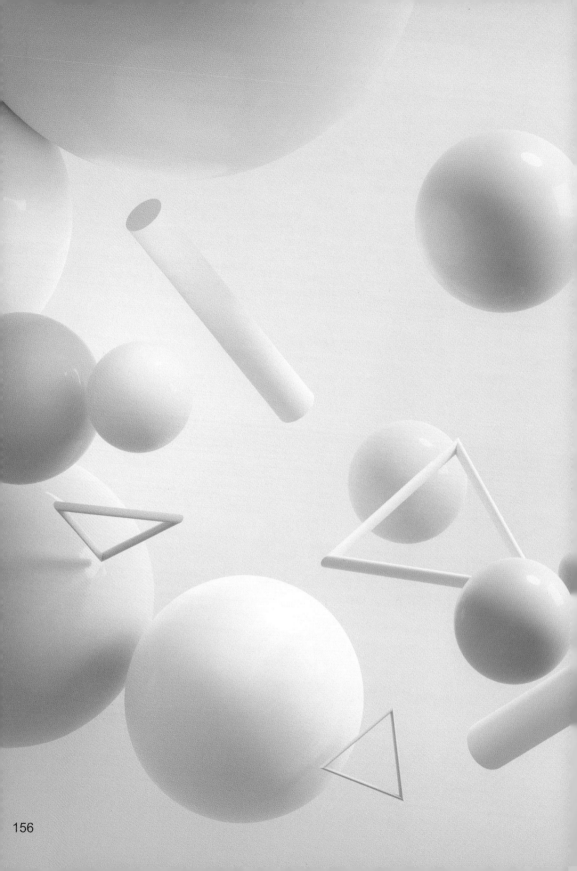

CHAPTER 4

青春對策 / 明天會更好

我們每天都在做選擇,從三餐吃什麼、今天穿的衣服、上班坐捷運還是開車,有選擇是幸福的,但選對了更重要。

日本漫畫「哆啦A夢」不僅在日本受歡迎,在台灣也橫跨好幾個世代,50年來融入生活與文化中,因為哆啦A夢的法寶就是有無數來自未來的道具,可以解決人生中所有大小事。

日本朝日電視台曾在2006年調查出,大家最想要的哆啦A夢道具前30名,其中第1名是任意門,第2名是時光機。讓人意外的第7名是一種叫做「翻譯蒟蒻」的道具,吃了就能聽得懂且會說對方的語言,這個產品是否已經很接近現在的即時翻譯功能?

這些漫畫中來自未來的工具,其實已經抵達。幫我們解決的是醫療上的大小事。

從人類的醫療史來看,「道具」的重要性一直是舉足輕重,例如若沒有麻醉劑的發明,小到牙齒、大到開刀等各種手術都無法啟動,有了這些輔佐醫療的工具、藥物與對策,才能完美達成任務。

醫療就是一種選擇,選擇正確的對策與方法,才能重返健康,有更好的明天。

重返青春的對策:眼睛 ▶ 牙齒口腔 ▶ 心臟 ▶ 再生醫學與皮膚

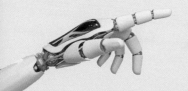

SMILE® 全飛秒近視雷射

全球 7 百萬隻眼神的肯定

「西元前 2250 年，漢摩拉比法典記載有一位醫師用銅刀割開了一位患者眼裡的膿瘡，這真是個冒險的舉動，萬一那個人的眼睛沒了，醫師就得被挖去一隻眼睛來賠。」～《A history of medicine in fifty objects, by Jill Paul》

古代的眼疾很普遍，史上最古老的醫療文獻之一，西元前 1550 年成書的埃及《埃伯斯莎草紙本（Ebers Papyrus）》中，記載了 29 種治療眼疾的方法與藥草，包括洋蔥、海狸油與石榴汁。時間往現在靠近一些，西元前 600 年成書的《妙聞本集（Sushruta Samhita）》，是印度最古老的醫學記載，描述了 76 種眼疾，還有第一例的白內障手術說明。神乎其技的手法，使能操作眼科手術的醫師備受尊重，也許可以這麼說：「誰能解決眼睛的各種煩惱，誰就是神醫。」

但現代人最困擾的眼睛煩惱是什麼？根據 2017 年的國民健康調查發現，台灣 18 歲到 24 歲之間，100 個人裡高達 73 人有近視，40 歲以上半數有老花、65 歲以上近30% 的人有白內障。全球約有 3 成的人口有近視，預計在 2050 年將攀升到 5 成。

如果你以為近視不是一種眼睛疾病，那可能要請你重新思考了。因為台灣近視盛行率高居世界第一，WHO 與台灣的衛福部也都認為「近視是疾病」。尤其是高度近視（近視度數超過 500 度），容易產生早年性白內障、青光眼、視網膜剝離及黃斑病變，有 10% 會導致失明。

近視並非現代人的專利，從很久以前，人們就想盡辦法來矯正視力。1268 年的記載，英國博學多聞的修士羅傑培根（Roger Bacon）在他的書中《Opus Majus》記載，以平凸透鏡放在書上能放大文字。接著義大利的機械達人（同時也是位修士）亞歷山大史畢納（Alessandro della Spina），是最早發明眼鏡的人（約 1286 年），原始設計還是手持式，必須放在眼睛前。

當時人們並不知道眼鏡的價值，因為識字的人不多，但對終年耗費大量眼力翻譯的僧侶來說，能讓視線恢復正常，根本是神給的禮物。

意外誕生的近視雷射

眼睛很脆弱，不能夠直視太陽或強光，這是大家從小就被耳提面命的事，因為強光會傷及眼睛的「中央窩」，造成無法挽救的傷害。

但為什麼雷射能直接用在角膜上做治療，除了不會受傷，還能讓視線更清楚，這不是很矛盾嗎？

自從雷射發明並運用在醫療上，科學家們與醫師都在研究，怎麼樣能有最完美的組合，也就是「效果精準又不傷身體」。這聽起來很兩難，但以現在的科技，我們真的可以期待出許多不可思議的結果，例如眼睛的近視雷射，你也可能聽過「飛秒（Femtosecond）」。

什麼是飛秒？飛秒這個名字用「飛」來形容可能還委屈了些，因為它比皮秒還快，正確的單位寫法是 10^{-15} 秒（皮秒是 10^{-12} 秒），也就是 0.001 皮秒。

飛秒雷射一開始只是科學上的成功，但一場突如其來的意外，才讓它變成眼科手術史上最神的那道光。

「可以這麼說，我們發現了最完美的手術刀。」～ 2018 年諾貝爾物理學獎共同得主熱拉爾穆胡（Gérard Albert Mourou）

這是穆胡博士在 2018 年獲得諾貝爾獎後,接受法國媒體 RFI 的專訪時所說的一段話。他還提到現在很普及的近視雷射與他的研究,起因來自於一場實驗室意外。

穆胡博士與他的學生唐娜史垂克蘭(Donna Strickland),在 1983 年共同研發出「啁啾脈衝放大(Chirped pulse amplification)」。他說雷射因為太強大,有其限制,否則會造成器材的損壞,但「放大術」可以說是反其道而行,先產生短脈衝,其能量縮小後再延展它,例如 1 百萬次,然後你就能引出 1 百萬次的能量。用簡單的說法就是「短時間內能有巨大的能量」。他與史垂克蘭因為這個發明,與光鑷的發明者亞瑟阿什金(Arthur Ashkin),共享 2018 年的諾貝爾物理獎,且史垂克蘭還是諾貝爾史上第 3 位物理學獎的女性得主。

這個意外發生在 1993 年美國密西根大學的實驗室,一名學生正在研究這種新雷射時,被不小心擊中了眼睛。大家都很緊張的將他送醫,當時醫院的值班眼科醫師是羅恩庫茲(Ron Kurtz),他發現這個損傷簡直「太完美」。於是他反問了受傷的學生,這是什麼雷射啊?幾天後他打電話給穆胡博士,想與他一起進行這種新雷射的研究工作,就這樣,近視雷射在一場完美的意外中展開。值得一提的是,在飛秒雷射之前,都是用刀具,研究人員也試著用皮秒雷射來手術,但發現它對眼睛周遭的組織傷害太大。這也是為什麼穆胡博士說,他們的啁啾脈衝放大,意外打造了最完美的手術刀。

23 秒的神之光,時間真的是用飛的

近視雷射可以用發展的歷程與時間先後,區分為一代、二代與新型來簡短說明。PRK、LASIK 與 SMILE® 都是該技術的縮寫,分別是:

一代 PRK:雷射屈光角膜切削術(Photo Refractive Keratectomy)
二代 LASIK:雷射屈光角膜層狀重塑術(Laser Assisted in Situ Keratomileusis)
新型 SMILE®:微創角膜透鏡取出術(Small Incision Lenticule Extraction)

近視雷射比較表

	PRK	LASIK	SMILE ®
療程特色	表層手術	製瓣手術	微創治療
安全性 — 角膜完整性	去除角膜表面	製作>20mm切口	2~4mm 微創切口
安全性 — 角膜位移風險	無	有	無
安全性 — 感染機率	高	低	極低
安全性 — 乾澀機率	高	低	極低
修復期 — 角膜傷口	慢	普通	快
修復期 — 角膜神經	慢	普通	快
效果面 — 短期視力清晰	3個月內	1個月內	1個月內
效果面 — 長期視力穩定	穩定	穩定	更穩定

以 FDA 核准的 SMILE® 技術來說，因為「全程只用一台飛秒雷射」，所以又稱為「全飛秒」，而且它採用了諾貝爾的得獎技術，一樣是飛秒，但效果完全不同。

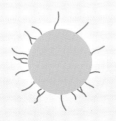

一代：
PRK
作用於上皮層，疼痛感大

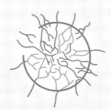

二代：
LASIK
20 ～ 28mm 大切口

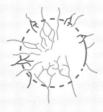

新型：
SMILE®
2 ～ 4mm 微創切口

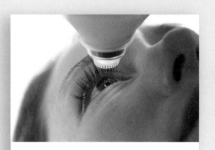

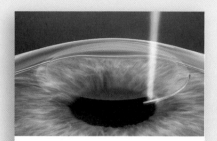

01
角膜負壓吸引定位

以極接近角膜弧度的角膜定
位負壓環定位

02
製作角膜透鏡

使用全飛秒雷射在角膜下方
掃瞄製作出角膜透鏡

單眼雷射掃描時間 23 秒、眼神重返青春：SMILE® 全飛秒近視雷射

1. 角膜負壓吸引定位：以接近角膜弧度的負壓環，輕柔接觸，除了可以避免壓迫角膜造成紅眼，透過此一負壓抽吸技術，能穩定眼壓，讓療程更安全。

2. 製作角膜透鏡：使用全飛秒與諾貝爾得獎技術，能不以傷角膜表層但卻能精準作用在角膜基質層的方式，製作角膜透鏡。

3. 取出角膜透鏡：以市面上最小的微創切口 2 ～ 4mm，減少角膜神經的損傷區，使角膜維持正常的淚液分泌，減少暫時性眼睛乾澀的時間，並取出角膜透鏡。

4. 10 分鐘完成：改變角膜弧度後，即完成近視與散光矯正。

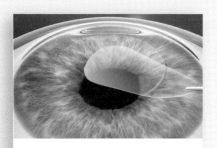

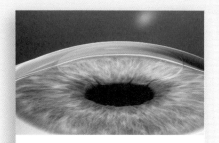

03

取出角膜透鏡

在角膜表面掃描出 2 ～ 4mm
的微創切口，取出角膜透鏡

04

完成視力矯正

改變角膜弧度，達到近視、
散光視力矯正

案 例 分 享

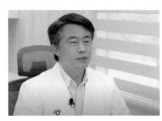

累積已完成 200 多位醫師近
視雷射的張聰麒醫師，更多
眼科故事分享

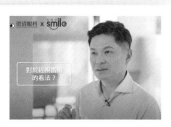

幫自己的女兒完成 SMILE®
全飛秒近視雷射的吳孟憲醫
師，與更多案例分享

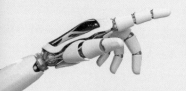

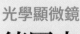

光學顯微鏡
德國未來獎得主團隊

月球上有一座山是以他的名字命名。

從地球看月亮，很光滑，但它本身「皮膚」並不好，充滿了大大小小的隕石坑與環形山。其中一座環形山命名為 Abbe，以紀念這位在光學顯微領域有極大貢獻的科學家。

德國物理學家恩斯特阿貝（Ernst Karl Abbe），1866 年擔任蔡司光學廠的研究主任，研發出多項技術，像是複消色差透鏡、聚光鏡、折射儀等光學元件。

他提出了「阿貝正弦條件（Abbe Sine Condition）」這是光學鏡頭設計重要的成像關係式，與創辦人卡爾蔡司（Cark Zeiss）一起製造了複合式顯微鏡，是當代最強的透鏡，也是現代所有複合式顯微鏡的史祖，阿貝也成了蔡司的第一位合夥創辦人。

其中最重要的材料「玻璃」，當時並沒有任何一家廠商能做到蔡司的要求，於是這兩位科學家與另一位光學玻璃專家奧托肖特（Friedrich Otto Schott），也是矽硼玻璃的發明人，成立了肖特玻璃廠（Schott Glaswerke AG），專門生產高質量的光學鏡片，不僅是當代最大最先進，一直到現在仍是世界上最大的光學玻璃廠。從眼鏡、天文望遠鏡到醫學的各種應用，有著劃時代的貢獻。

德國 2022 年未來獎得主

從 1997 年起，德國每年會頒發未來獎（Deutscher Zukunftspreis），表揚在技術、工程、藝術、經濟與生命領域等有傑出貢獻，能改變未來世界樣貌的重要發現。每年只有一組得獎者，是德國最負盛名的科學創新獎（2021 年得主是研發對抗 Covid-19 的 mRNA 疫苗 BNT 團隊）。

2022 年的得主，是來自蔡司公司團隊的 3 位科學家，他們共同開發出一種新型顯微鏡 Lattice Lightsheet 7，能對活細胞以 3D 方式觀察數小時到數天，以觀察細胞對細菌、病毒與藥劑的反應。相較於過去的技術，觀察活細胞因為照明技術所產生的幅射太強大，會讓細胞永久死亡。但經由蔡司所研發的創新顯微鏡克服了這個難題，用在醫療上，對於尋找新的診斷方法有重大的突破。

蔡司以在光學領先的相關技術，將顯微鏡的發展用在牙科上，讓牙齒的世界變得更有利於被觀察與治療。

平常肉眼看到的，若只有 0.1 公分的差距，可能很難看得出來，但牙齒就有差了。以牙科顯微鏡來說，能放大數十倍算是基本功，能輕易看到 0.01mm 的問題。特別的是它能轉換多種光源，以區別肉眼看不出的所在，是第一台結合螢光模式與牙科顯微設備。

牙科顯微鏡的獨特技術

1. 史上第一台結合螢光與顯微放大技術的牙科顯微鏡
能幫助醫師識別齲齒邊緣，能更有效的保存更多健康的牙齒。

2. 有效修復感染齲齒的補牙
透過顯微技術識別齲齒與病變的部位，讓時間更有效率，縮短療程。

3. 分辨牙齒的材質
透過螢光，能立刻看出修補過的牙齒與正常牙齒的不同，治療部位更精準，提高效率。

4. 防止光固化材質

不會導致廣泛使用的現代光固化複合材料在顯微鏡下過早聚合，有更多時間完成複雜的建模任務。

5. 防止反光

獨特光源轉換，能讓某些易反光的牙齒材質不受影響，讓療程更安全準確。

應用範圍：根管治療、牙周手術、牙齒修復、植牙

牙科顯微放大之必要

A 先生因牙周問題做完根管治療，但術後仍持續感到疼痛。經轉診多次，才發現他的疼痛來自於當初做根管治療時，殘留的填充材質沒有清乾淨。透過高倍率的牙科顯微鏡與特製顯微器械，痛了一年多的問題，只用 30 秒就解決。

這樣高倍率的牙科顯微鏡，因為要價不菲，過去只見於大型的教學級醫院，但現在逐漸成為一般診所必要之設備，不僅能提升治療的品質，還能減少醫療糾紛，對於視看牙醫為畏途的人來說，又多了一個安心的選擇。

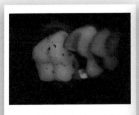

在顯微鏡可視化下識別疑似齲齒組織和病變可節省寶貴的時間

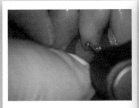

肉眼所見的牙齒外觀

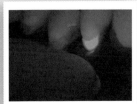

透過顯微鏡看到不同牙齒材質

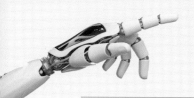

牙科專用水雷射

從此看牙再也不痛

雷射是神奇的光，它的能量強大，但加了水與空氣之後會變怎樣？是不是光聽名字都感覺輕盈了起來？這就是「水雷射（Waterlase）」的魅力。

水雷射可以說是近年來牙科最重要的發明，你可能會說，不是很早就有雷射應用在牙科了嗎？說明它的原理之前，先來看一下傳統治療、傳統雷射與水雷射的差異比較。

大象、菜刀、羽毛

早期牙齒雷射如二氧化碳雷射（CO2 Laser）、二極體雷射（Diode Laser）與鉺雅鉻雷射（Nd YAG Laser）等等，都是牙周病與口腔相關手術與治療的工具，它們都有很強的殺菌、滅菌效果，比傳統手術刮刀更容易清除牙結石。

但，你是不是好像有在哪裡聽過這些雷射的名字？因為它們的用途廣泛，像是皮膚醫美也在使用，不僅用在牙科。

二極體雷射與鉺雅鉻雷射，是屬於深入穿透型的雷射，因為沒有冷卻的機制，很容易傷害牙周周圍的組織，在操作不慎時會有齒骨槽壞死的副作用，所以治療過程中需要相當謹慎。

經歷世代的改良與創新，終於有科學家研發出如何讓雷射變溫柔，就是加了水的「水雷射」，也是牙科專用的雷射。

號稱是牙醫師的神隊友，它有多神呢？我們以牙周病治療來說，傳統療法像一隻大象，有力但卻緩慢，早期非齒科專屬的雷射就像菜刀，一不小心會受傷，而水雷射就像羽毛、像哈利波特裡的魔杖，感受好、效果極佳。

牙醫師的神隊友

雷射的發展歷史從 1960 年代的紅寶石雷射（Ruby Laser）揭開序幕，馬上被應用在牙科。它能同時切開軟硬組織，但也有其它副作用，所以雷射能量的高熱度與安全性還是沒有最完美的解方。

一直到 1988 年，才有美國廠商開發出以一定比例的水跟空氣結合雷射，並申請專利，發展出水雷射。水雷射所使用的波長主要是一種名為鉺雅鉻雷射（Er: YAG Laser），它的特性是容易被水吸收，能將水分子維持在高能量的狀態，進行各種療程。

這種技術在 1990 年開始獲得美國 FDA 許可，第一台專用在齒科的水雷射問市，可應用在牙齦治療上，接下來 10 年也被核准用於治療蛀牙與硬組織上。

三種牙齒雷射治療比較表

	傳統治療	傳統雷射	水雷射
整體治療時間	長	中等	短
出血量	大	中等	極少
傷口大小	大	小	極少
療程舒適度	大象	菜刀	羽毛
殺菌作用	無	熱能殺菌	深層滅菌
活化增生	無	無	有
噪音與熱度	▲▲▲▲	▲▲▲	▲
術後復原時間	長	中等	極短

盤點水雷射的 4 大神奇優點：降低恐懼、提高舒適度

1. 安靜治療： 對許多人來說，上牙醫診所就像看恐怖片，各種尖銳吵雜的機器聲響如同恐怖片的配音，光聽就嚇傻。水雷射的優點之一就是沒有恐怖的機器高頻噪音與高溫，整個流程的降噪程度大概可以說是飛機（傳統治療）對上電動車（水雷射）那樣，大大降低牙齒治療時的心理壓力與恐懼，讓病患不再怕牙醫，並樂於定期回診。

2. 深層滅菌： 以牙周病來說，最重要的是透過治療將細菌去除，因為牙周病的病原是細菌。傳統的牙周刮刀能去除牙結石跟附著的細菌，但藏在看不見的地方怎麼辦？透過水雷射能深層清除牙根部的發炎組織，並有效滅菌。研究指出，傳統牙結石刮除法能去除 54% 的細菌，若合併使用水雷射，滅菌效果將大幅提升到 95%。

3. 止血微創： 每個看過牙醫的人，應該都有滿嘴是血的經驗，這是治療無可避免的事，但牙醫師本身也不樂見這種「血肉模糊」的場景，因為出血會影響視線，需要時時請病人清潔口腔，也同步拉長了治療時間。水雷射在手術治療中所造成的傷口很小，所以出血量也是「超迷你」等級。加上它在清除感染組織時，能激發蛋白質凝結，產生氣化、凝血作用，所以能有效隔離外界刺激。傷口小，復原期就快，可謂一舉數得。

4. 刺激增生： 水雷射還有一個其它器材無法媲美的優點，就是「生物刺激作用」，能減少術後的發炎反應、腫脹等不適，還能刺激牙周組織再生，加速傷口癒合，大多數患者在水雷射療程後都能立馬正常生活與飲食。

水雷射療程 4 大特色

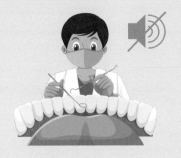

安靜治療

安靜低噪音
減少療程壓力

深層滅菌

深層清除發炎組織
有效滅菌

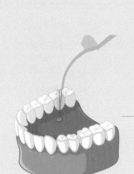

刺激增生

刺激健康組織修復
加快癒合速度

止血微創

微創傷口小
降低術中出血

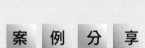

案 例 分 享

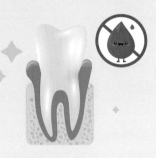

水雷射的應用與治療

- 牙周病治療
- 牙齦整型、美白
- 植牙輔助
- 牙冠增長術

適合族群

- 有牙菌斑跡象、牙結石
- 輕重度牙周疾病　●有根管治療需求的患者
- 12 歲以上兒童或成人的蛀牙問題
- 有口腔潰瘍、唇皰疹或是其他口腔病變問題
- 植牙後引發植體周黏膜炎或植體周圍炎

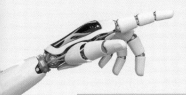

隱適美
完美笑容裡的隱形功臣

發明隱形牙套的人,根本不是牙醫。

跟蘋果電腦創辦人賈伯斯在車庫裡組裝初代電腦一樣,這也是另一個矽谷傳奇。

20 多歲的西亞奇士第(Zia Chishti)擁有哥倫比亞大學的電腦科學與經濟學的雙學位,畢業後前往史丹佛大學攻讀 MBA,這一年是 1997,他就在宿舍裡「計算」出隱形牙套。

沒有醫學背景的人,如何設計出一個改變全球產業的產品?

奇士第攻讀 MBA 時也正在接受傳統的牙齒矯正,他覺得這個東西真的太痛苦又很麻煩,為了有一口好牙就只能忍耐?於是這個不認命的病人,剛好又是電腦專家,就以改善療程並減少痛苦為靈感,開發出世界第一款隱形牙套。

傳統牙套不好嗎?

牙套是歐美許多名人年輕時的標準配備,英國王室的威廉與哈利王子,上至英國女王伊麗莎白二世,都在小時候戴過牙套。傳統牙套因為用金屬鐵線,一張嘴就能看到大鋼牙般的鐵線在牙齒上,也因為矯正時間可能長達數年,期間不能任意拆卸,又有清潔問題,不止身體,飲食與心靈上也都非常辛苦。

奇士第 1997 年一畢業,就跟 3 位同學創立了隱形矯正公司 Align Technologies,以 Invisalign 為產品名稱,這是兩個英文字的結合字:Invisible(隱形)+Aligner(對準器),中文稱為「隱適美」,並以超快的速度,隔年就拿到 FDA 的許可。

一開始他們到處被拒絕，因為發明團隊裡，沒有任何牙醫或醫學背景的人，所以牙醫師們都拒絕使用。但讓牙套變隱形這件事太吸引人了，所以在舊金山的太平洋大學牙醫系，同意他們讓患者試試看這個新玩意。一直到隱適美獲得多項專利許可後，才有正規的牙齒矯正醫師（Orthodontist）開始給患者使用。它的安全、便利性與美觀，馬上獲得熱烈迴響，從此笑傲江湖。2005 年起，連哈佛醫學院都認證，將隱適美的隱形矯正列入牙醫師的課程裡。

25 年來它累積了許多經驗值與資料庫優勢，全球已經超過 1400 萬人使用，至今仍是擁有 1459 個專利的齒科霸主。

盤點戴過牙套的名人

●歌手小賈斯汀（Justin Bieber）：13 歲從 Youtube 頻道出道後，小賈斯汀的唱片全球銷量已超過 1.5 億。他在 16 歲時選擇隱適美做牙齒矯正，也曾在 Youtube 頻道示範戴法給他的粉絲看。

●奧斯卡影后凱西貝斯（Kathy Bates）：50 幾歲才開始隱形矯正，因為她發現年紀大了牙齒竟會移動，所以選擇隱適美治療。

●阿湯哥湯姆克魯斯（Tom Cruise）：2002 年 40 歲時矯正牙齒，雖然當時笑容已經無可挑剔，但接受牙醫建議，透過牙套使它們更完美。

●美國隊長克里斯依凡（Christopher Robert Evans）：從小就戴牙套，因為父親是牙醫，他還說小時候的牙齒亂到好像要從嘴裡逃走那樣。

成人之美，矯正牙齒不嫌晚

早期國人牙齒矯正的比例以孩童占 8 成為主，現在成人與孩童的比例已接近各50%。從阿湯哥到奧斯卡影后的例子能確定，年齡不會是隱形矯正的絆腳石。

隱形牙套能迅速獲得世界的愛用，不僅是美觀而已，而是以「使用思維」導向，來解決傳統牙套的困擾。

如果你的牙齒有這 6 種情況，就很適合做隱形矯正

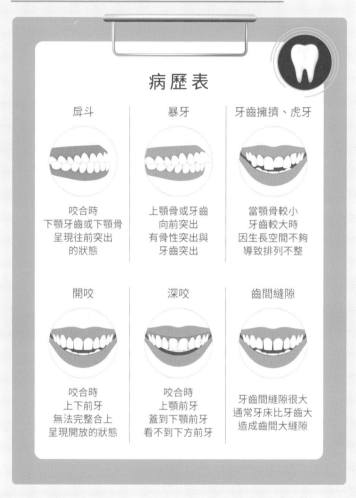

病歷表

戽斗	暴牙	牙齒擁擠、虎牙
咬合時 下顎牙齒或下顎骨 呈現往前突出 的狀態	上顎骨或牙齒 向前突出 有骨性突出與 牙齒突出	當顎骨較小 牙齒較大時 因生長空間不夠 導致排列不整

開咬	深咬	齒間縫隙
咬合時 上下前牙 無法完整合上 呈現開放的狀態	咬合時 上顎前牙 蓋到下顎前牙 看不到下方前牙	牙齒間縫隙很大 通常牙床比牙齒大 造成齒間大縫隙

不僅是美觀與口腔健康，牙齒有問題也會造成許多身體上的疾病，其作用範圍超越一般人所認為的牙口，至少會造成這 3 種健康問題：

1. 頭痛與頸部痛

我們的頸部與頭部是由精密又複雜的關節、肌肉與骨骼組成，每個部位都要協同工作才能發揮最佳作用，任何的不平衡，都會導致慢性頭痛與頸部疼痛。如果該

部位有反覆性的疼痛，尤其是眼後、太陽穴或是後腦勺，都可能跟牙齒有關，值得你重視。

2. 睡眠障礙

當牙齒咬合不正，像是下巴沒有對齊，您可能就會因為呼吸困難而無法入睡，還有睡眠呼吸中止等導致猝死的可能。透過牙齒矯正能改善呼吸、優化睡眠品質與降低因睡眠障礙所產生的健康風險。

3. 心臟問題

咬合不正的人通常牙齒擁擠，對口腔清潔就要更重視。因為凌亂的牙齒更不易清潔，清潔不完全容易產生各種牙齒疾病，例如牙齦炎與牙周炎。尤其是牙周炎，會讓中風、心臟病和高血壓的機率大增。

用電腦運算的牙套

隱適美的發明基礎裡，以電腦推算跟 3D 列印技術為主，可以事先模擬出要矯正部位的成果圖。透過每副精準的推移距離，能降低配戴時的不適感，但也要靠患者的自律，除了用餐時間，必須戴滿 20 到 22 小時，睡覺也要戴。療程按每人情況調整，僅前排牙齒需矯正的話，採隱適美 Go 前牙方案，約 20 副能達成所需成果。

隱形矯正流程

1. 專業諮詢：以專業口掃機製作每個人的專屬牙套。
2. 療程設計：結合全球 1400 萬患者資料庫，提高療程可預期成果，量身訂作方案。
3. 原廠製作：將資料送回美國原廠，以專利低敏醫材級 SmartTrack 製作療程所需的牙套。
4. 矯正療程：開始配戴，並由醫師協助配戴細節與進度，每 6 到 8 週回診（依個人矯正進度而定），取用療程所需的配備。

隱形矯正 VS 傳統牙套

	隱適美	傳統矯正
材質	醫療專利低敏材質，具有高度彈力與貼合力的 SmartTrack	金屬鐵線或陶瓷
便利性	可自行拆裝，但每日需戴滿 20~22 小時	無法自行拆卸，需戴到療程結束
安全性	不會有刮傷口腔的問題，也不傷牙齒表面結構	口腔易被刮傷，可能導製牙齒缺損
清潔度	拿下後與一般清潔無異	需特別的清潔護理，容易卡住食物殘渣
美觀程度	接近透明，無存在感	外觀明顯，看得到金屬支架與橡皮筋等
疼痛感	低，約傳統的 1/4	高，一個月約移動 1mm，有較高的感受
飲食限制	脫下牙套後即可正常飲食	須避免黏牙與易染色食物
回診頻率	低，6 到 8 週一次	高，2 到 3 週
療程規畫	透過模擬動畫，口掃 3D 動畫預見治療後結果	無

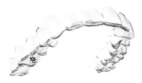

案　例　分　享

居家矯正掃描器 ScanBox

完美笑容加速器

進行隱形矯正時，可能會因為個人使用習慣，像是未按計畫配戴足夠的時數，而有偏移的情況。加上時間無法配合準時回診、交通因素甚至於是疫情的考量，居家矯正掃描器 ScanBox 就是很好的小幫手。

ScanBox 是為隱形矯正量身打造的居家型監測器，搭配手機並下載專屬軟體 Dental Monitoring，就能在家裡拍攝牙齒的影像，隨時做記錄，提供給牙醫師參考，以確保療程中都按照階段達成目標，萬一有不理想或問題出現，就能隨時做調整與修正。在回診空窗期，能優化整體體驗，就好像牙醫師隨時在你家待命，不怕出錯。

ScanBox 小檔案：

- 全球超過 1 百萬用戶
- 全球超過 7 千位牙醫師推薦使用
- 超過 50 個國家核可

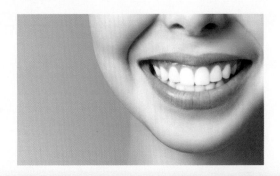

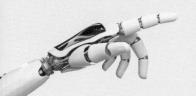

止鼾雷射
打呼與婚姻救星

「古堡主人威廉二世滿臉的落腮鬍，習慣在吸完血後開始打呼……」。

這是天王歌手周杰倫在《威廉古堡》中的一段歌詞，實際上他本人還真的會打呼。根據新聞報導，周杰倫因為睡覺會打呼，所以每次搭飛機都要同行友人幫忙，萬一鼾聲太大一定要叫醒他，以免影響別的乘客。

雖然打呼聲無傷大雅，但其實有五成以上的機率是身體健康出問題。根據調查，台灣超過一半以上的人有打呼習慣，雖然男性比例較高，但女性打呼的人口也不少，且中年以後的女性更要小心，有更高的機率罹患帕金森氏症！

打呼是生病前奏：動脈阻塞、腦癌與帕金森氏症

如果小聲就算了，有的人打呼聲音跟打雷一樣嚇人！研究發現，經常性打呼的人，鼾聲平均可達 80 分貝，相當於機車的喇叭聲！

根據環保署的說明，人類說話如果在 50 分貝以下，會讓人心情愉悅，注意力集中。若處於 70 分貝的環境，就會心情煩躁無法專心，85 分貝以上更糟，有可能會使聽力受損，變成不可逆的永久性重聽。

因此長庚睡眠中心曾針對 998 名女性做調查，發現有 1 成以上的人因為枕邊人打呼太嚴重，萌生離婚想法。

除了噪音難以忍受，最需要關心的問題就是躲在鼾聲後面的病。以打呼裡最常見的睡眠呼吸中止症來說，會有高出 1.37 倍的動脈阻塞風險、增加 47% 的腦癌機率，且有 1.84 倍的比例罹患帕金森氏症。

其中的高危險群是 50 到 69 歲的女性，罹病比例高達 2.82 倍，因為停經後的婦女體內荷爾蒙減少，打呼機率也會跟著提高。

為什麼只是打呼竟然會有這麼可怕的後果？因打呼而就醫的人不到 1%，是隱藏型的疾病。

睡覺時會打呼，除了用口呼吸，也因為呼吸通道縮小，造成進氣困難。人在清醒時，上呼吸道肌肉會持續產生張力，保持暢通，但入睡後，種種原因讓呼吸道變窄，氣流進出受阻，會增加上呼吸道肌肉組織摩擦震動而發出噪音。

常見呼吸道變窄的原因：
1. 中年以後：咽喉部肌肉張力減弱、鬆弛，導致呼吸道變窄
2. 肥胖：脂肪易堆積在呼吸道四周，壓迫呼吸道而變窄
3. 扁桃腺肥大與懸壅垂過長：阻擋呼吸道順暢
4. 其它：抽菸喝酒、鼻部疾病、服用安眠藥鎮靜劑等

就醫率低的原因，除了大家沒有很重視這個問題，傳統的療法也讓人不想嘗試。像是呼吸道正壓治療器、口內矯正器，或是植入止鼾支架，除了不舒服，侵入式的治療也讓人卻步，效果還不一定能符合期待。

如果在經醫師診斷後，是常見的扁桃腺肥大或懸壅垂過長，現在可以透過較無疼痛感也不需麻醉的止鼾雷射來改善。

止鼾雷射減少 85% 的打鼾

不用麻醉、不需開刀，午休時間就能做的止鼾雷射（Nightlase），中文翻為「無創雷射止鼾」，因為用的是非汽化式 Er：YAG Laser，不會傷害皮膚表面破損，所以是「無創傷」的雷射。能針對造成打鼾主因的懸壅垂、軟顎及周圍組織進行治療、加熱，讓這些地方收縮、緊實。持續 3 次左右的治療，讓鬆弛的組織恢復到原本

的位置，這時呼吸管道暢通，就不會鼾聲如雷。2015 年一項長達 3 年的追蹤報告，10 名患者在 3 次止鼾雷射後，打鼾降低了 85%，並且持續穩定。[1]

2019 年發表在雷射科學期刊（Lasers in Medical Science）一項 40 人的研究，有高達 85% 的使用者感到滿意，在做完止鼾雷射後，除了減少打鼾，早晨的口乾舌燥與睡眠中喉嚨卡住的情況都少了許多。2 年的追蹤發現 72% 的人保持穩定。[2]

無創止鼾雷射優點：
- 不用麻醉、不用藥、不開刀
- 沒有傷口、正常飲食
- 單次治療 30 分鐘內，完整治療約需 3 ～ 6 次

打鼾記錄器

如果想確認自己的打呼有多嚴重，可以先用手機下載一個鼾聲記錄軟體：SnoreLab。這個軟體能記錄你的鼾聲，共 4 個等級，分為安靜、輕聲、大聲與超大聲，並且能將打鼾做簡易的比例分析。透過 1 至 3 天的錄音監測，睡前打開就能紀錄並繪製成簡單的報表，請與你的醫師討論，做為術前的輔助資料。

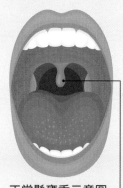
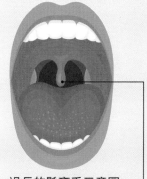

正常懸雍垂示意圖　　過長的懸雍垂示意圖

註 1：Laser and Health Academy：
https://www.laserandhealthacademy.com/en/journal/?id=1819
註 2：Lasers in Medical Science：
https://www.springer.com/journal/10103/

捉住心跳小偷

Netflix 網飛 2022 年的夯劇《睡魔（The Sandman）》播出後在全球掀起熱潮，稱霸多國排行榜冠軍。它的製作經費高達 50 億新台幣，號稱有史以來最貴的電視劇。主角摩耳甫斯（Morpheus）是夢境的領主、夢境之王，掌管人類入睡後的世界。他穿梭於清醒與入睡之間，確保人類夢境不被打擾與破壞，否則世界將陷入一片混亂。

因為睡著了之後最危險。

數位部長唐鳳在接受《今週刊》專訪時提到，因為 12 歲以前有先天性心臟病，每天入睡前都不知道明天能不能醒來。所以他認為睡眠跟死亡很類似，因為入睡後我們跟世界不會有互動，接收不到任何訊息，他的外公也是以百歲高齡，在睡夢中離開。

根據資料統計，35 歲以上成人心因性猝死率約為 0.2 到 0.3%，換算下來，台灣每年最多約有 4 萬 6 千人「無預警登出人間」。世界衛生組織也將猝死定義為發病後 6 小時內死亡。這時間聽起來好像還有時間進行急救，但若在睡夢中發生呢？

心因性猝死佔所有猝死原因的 75%，有兩大原因，一個是心血管疾病，一個是心律不整。尤其是心律不整，平常毫無徵兆，且佔了 2/3 的心因性猝死的主因。

若沒有把握急救的「黃金 4 分鐘」，進行心肺復甦術（CPR）或是以自動體外心臟電擊去顫器（AED），每晚一分鐘的存活率就會下降 7 到 10%，超過 10 分鐘就會造成不可逆的腦死。神出鬼沒是心因性猝死最好的形容，那我們有機會抓到心律不整的「心跳小偷」嗎？

用 3 天捉住心跳小偷與它的犯罪集團

傳統的 24 小時心電圖記錄器，能記錄心跳速度與節律，偵測各種心律不整，包含頻脈與心博中止等。

但因為是有線的設計，受試者的活動範圍受限，也不能碰水與劇烈運動，加上只有 24 小時，所以得到的數據往往與真實生活相去甚遠。所以有台灣的新創廠商研發了 OK 繃大小的貼片型心電圖監測器「Rooti 貼心貼」，僅 14 克且具有防水功能，能連續 3 天記錄一切活動，從靜態的睡眠到動態的運動皆能完整真實記錄。

在醫院量血壓或心跳數據，反應的都是「當下」的數字，一切看起來似乎正常，但意外往往都是在醫院外發生的。

原因就是我們從起床後的各種行為：走路、跑步、運動、爬樓梯、騎腳踏車，以及飲食、情緒起伏等等所產生的生理數據才是「真實的世界」。能完整記錄場景、時間，才能構成呈堂鐵證。有點像行車記錄器的概念，意外不會在你的規畫裡，總發生在一瞬間，就像心律不整的頻率，需要守株待兔才能發現。

每個人一天心跳 10 萬次，3 天就有 30 萬個大數據產生。呼吸也是，24 小時連續 3 天的數據所產生的資料，才能描繪出健康的完整樣貌。以健保給付的 24 小時心電監測器來說，一整天的心電監測大約能有 30% 的機率抓到「心律不整小偷」，若監測 3 天則將高達 90% 以上。此外，小小一片 Rooti 貼心貼還能順便抓到小偷集團的其它成員，像是血壓、失眠、呼吸與壓力等殺手。

生理數據需要較長時間的觀測，以及身體的各種微妙變化。所以像 Rooti 貼心貼這樣「OK 繃」輕巧、24 小時不間斷的穿戴式監測裝置，正在改變預防醫學的趨勢。

Rooti 貼心貼的 5 大疾病檢測功能

● 心律不整：產出醫療級的心電圖，以偵測心律不整

● 睡眠呼吸中止症：以心跳、胸起伏這兩個參數偵測呼吸，演算出是否有睡眠呼吸中止的情況

● 血壓趨勢分析：正常人的血壓通常是白天高晚上低，但有人是相反，稱為「夜間高血壓」，透過 Rooti 貼心貼的演算法能分析血壓的「趨勢變化」（並非血壓的絕對值）

● 壓力監測：透過深度學習能監測壓力指數、失眠情況等

● 久坐不動：計算步數，有多久沒有起身走動？久坐的心臟病與中風會增加 147%，死亡率高出 49%

Rooti 貼心貼的 4 大特色

● 內建 WiFi：可以將數據上傳至遠距照護中心

● IP58 防水：穿著洗澡、運動都不是問題，如實記錄真實生活

● 重大記錄鍵：若感受到特別不適，按下貼片上的按紐可標記當下，以供日後醫療人員特別留意與判讀

● 連續記錄：連續 3 天不間斷記錄，無需充電

清晨起床意外最多

為什麼中風、心臟病，特別容易在清晨時發作？跟家裡的電燈開關很像，燈泡大多都是在開與關的時刻壞的，因為瞬間電流爆衝。正常人入睡後血壓會下降，起床時血壓要重新調整上升，萬一上升的幅度太快，容易讓原本血管內的斑塊脫落，造成心臟病與中風。

目前血壓管理已從傳統關注降壓的「量」逐漸轉變為預期降壓的「質」，其中清晨血壓管理是重要趨勢。以血壓來說，每個人白天的活動方式不一樣，很難找到一個相同模式。唯有睡覺時，正常人入睡後血壓會下降 (Dipper)，起床後血壓回

升的固定模式。Rooti 貼心貼能記錄並推估你入睡後血壓趨勢,以及睡醒前兩小時,與起床後兩小時的血壓斜率。可以瞭解你在清晨是否有血壓爆衝的問題,又或是能保持平穩,就能提早做好對策避免醒來時發生憾事。

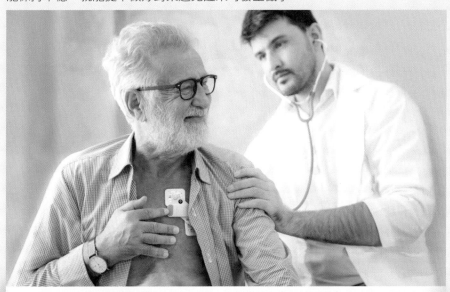

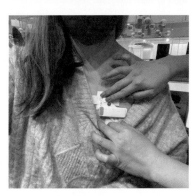
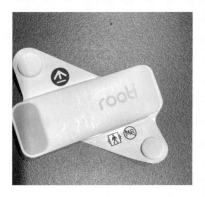

僅一個 OK 繃大小的 Rooti 貼心貼

Rooti 貼心貼為一款無線心電圖記錄器,根據醫師臨床使用需求,能設定 3 天的連續式心電圖記錄模式,可提供心律、有無心房顫動事件的標記、以及心律變異度 (HRV) 的分析結果。

高濃度血小板再生療法
世界級運動員超速修復的秘密

2018 年一則來自中央社的運動新聞:「世界球后戴資穎,在里約奧運前肩傷復發,接受自體高濃度血小板血漿(PRP)治療,效果顯著,拿下馬來西亞與印尼公開賽的亞軍與冠軍後,返台隔天又再注射 PRP。」根據戴資穎父親的說明,她的傷已經好了,但醫師說再次注射 PRP 就像汽車換機油一樣,是預防性保養。

其實不僅是世界球后,還有拿下美國職棒大聯盟年度新人王與最有價值球員獎的大谷翔平、NBA 史上最偉大的球員之一柯比布萊恩、高爾夫球名將老虎伍茲、台灣網球一姐謝淑薇,以及王建民與林書豪等等多位世界級的運動員,都把 PRP 當成壓箱寶使用,為什麼全球的頂尖運動員都愛用 PRP?

衛福部屏東醫院有一段關於「PRP 再生醫學療法」說明是這麼寫的:「PRP 的全名是「高濃度血小板血漿(Platelet-Rich Plasma)」,是抽取自身的血液,並經由專業離心技術萃取出來,注射至患部治療。由於高濃度生長因子具有組織修復與軟骨增生等功能,被認為是目前最新的再生醫學療法。」

PRP 是「增生療法(Prolotherapy)」的一種。增生療法一詞最早在 1956 年代被美國的醫學博士 George S. Hackett 提出,他在臨床上發現,透過增生物質(增生劑,如葡萄糖或 PRP),能啟動身體的修復功能,以達到修復肌腱、韌帶與關節軟組織等,其應用範圍很廣。

PRP 最早可追溯到 1970 年代,當時就有血液專家應用,一直到 1999 年,加州骨科醫師 Dr. Allen Mishra,用 PRP 治療美國足球隊「舊金山 49 人」的四分衛 Steve Bono 的跟腱斷裂,是 PRP 最早用於運動醫學的案例之一。接著他在 2006 年發表研究在《美國運動醫學期刊(American Journal of Sports Medicine)》,指出 PRP 不僅對疼痛有效,還能加速組織與傷口癒合。[註1]

曾連續 23 年獲得全美最佳醫院，約翰霍普金斯大學醫學院的教學醫院約翰霍普金斯醫院（The John Hopkins Medicine）在它的 PRP 療法說明文裡表示：「PRP 增生療法是注射在目標區域，如受傷的膝蓋或肌腱，以增加特定生物蛋白，或稱為生長因子的濃度，以加速癒合過程。原因來自於高濃度的血小板中，富含生長因子，所以能加速或刺激傷口癒合、減輕疼痛，甚至於促進頭髮生長。」[註2]

雖然我們不是運動員，但運動傷害與身體機能的退化是每個人都會遇到的問題，連霍普金斯大學都還點出它有「促進頭髮生長」這樣的應用，可以說 PRP 是每個人都有的身體紅利。

2 次離心試管之必要

雖然 PRP 的研發與使用已較先前普及，但常有許多患者抱怨效果不如預期。其中有 3 個關鍵，是影響 PRP 效果的主因：

1. 設備疑慮：採血套組錯誤、離心機錯誤
2. 操作疑慮：轉速錯誤、加入過多或過少的活化劑
3. 程序疑慮：加入抗凝血劑、活化劑的時間

其中設備，如果治療的院所沒有用到關鍵的「2 次離心試管」這個國際專利設備，那麼有可能所使用到的 PRP 濃度會不足，導致會無效。

PRP 有效的 2 個條件：2 次離心 + 提取 RCB 交界的 PRP

1 次離心：血小板濃度（$10^3/\mu l$）僅有 180～300
2 次離心：血小板濃度（$10^3/\mu l$）1000 以上，療程才有效

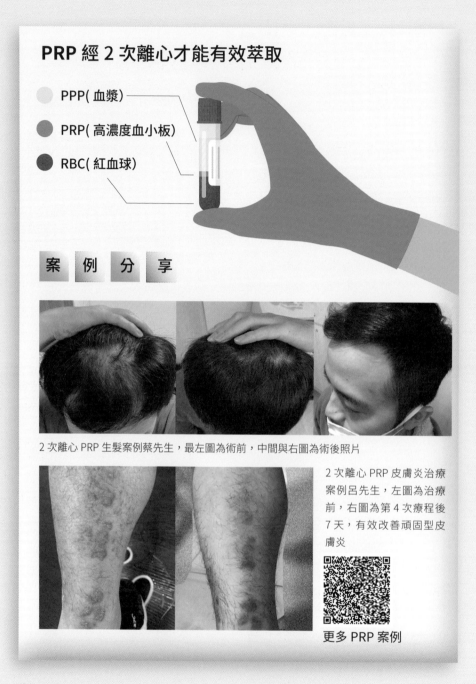

PRP 經 2 次離心才能有效萃取

- PPP(血漿)
- PRP(高濃度血小板)
- RBC(紅血球)

案 例 分 享

2 次離心 PRP 生髮案例蔡先生,最左圖為術前,中間與右圖為術後照片

2 次離心 PRP 皮膚炎治療案例呂先生,左圖為治療前,右圖為第 4 次療程後 7 天,有效改善頑固型皮膚炎

更多 PRP 案例

註 1:Treatment of chronic elbow tendinosis with buffered platelet-rich plasma:https://pubmed.ncbi.nlm.nih.gov/16735582/
註 2:The John Hopkins Medicene:https://www.hopkinsmedicine.org/health/treatment-tests-and-therapies/plateletrich-plasma-prp-treatment

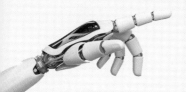

皮秒雷射
皮膚界的美容黑科技

2004 年上映的動作喜劇片《功夫》，劇中要角「火雲邪神」拿起槍，朝自己太陽穴開了一槍，子彈飛出瞬間就馬上被他的手指夾住，眾人驚呆，然後他說：「天下武功，無堅不破，唯快不破。」

皮秒雷射的速度大概就是這麼快，「皮秒（Picosecond,10^{-12}）」的單位說出來舌頭會打結，用數字呈現的話就是：

0.000000000001 秒（可以不用嘗試唸出來）。

把石頭變灰塵

皮秒雷射的速度為什麼是關鍵？主要就是避免雷射的強大熱傷害。就好像鍋子很燙，你用很快的速度輕輕碰一下沒事，但停留時間越久、接觸面積越大就會燙傷。

速度只是皮秒的優點之一，它能穩坐現今醫美最受歡迎的設備之一，還是它的非凡效果。從亞洲人最在意的皮膚問題「斑點」來看皮秒最有感。可以把臉上頑固的色素斑點想成是大石頭，一般傳統除斑雷射能把大石頭打成小石頭，但皮秒雷射能把它變成細沙。

一般傳統除斑雷射的原理「光熱效應」，是利用「光能」轉換成「熱能」來破壞黑色素，以達到除斑的效果，主要針對大粒子的色素斑治療，但也容易產生熱傷害；而皮秒雷射減少了熱能，利用「光震波效應」來對付斑點，對斑點的破壞力是傳統除斑雷射（光熱效應）的 180 倍！

那「粉身碎骨」的斑點的結局呢？就是更容易被人體吸收代謝，以達到淡斑、去斑的效果。皮秒雷射不僅除斑的效果較傳統雷射好，連去除刺青的效果都較傳統

雷射好。有人做了一個實驗,將黑色墨水寫字在豆腐、汽球、雞蛋與玻璃等易碎物品上,再用皮秒雷射直接打在它們上面,黑色素被打碎消失,但物體都沒破,全身而退,這得歸功於皮秒短脈衝、高能量與雙波長的 3 大特性。

雙波長的優點是什麼?可以用內外夾攻來形容對黑色素的作用。波長較短(532nm)可以解決淺層色斑的問題,波長較長(1064nm)則可以解決深層色斑的問題,更可以透過聚焦探頭模式,進一步刺激真皮層增生膠原蛋白,改善毛孔粗大、細紋、凹疤的問題。

一次改善 5 種肌膚問題

如果你很在意肌膚外觀上的問題,像是斑點、黑色素沉澱,以及想去除後悔的刺青,那的確可以用皮秒雷射來改善。但你可能不知道,皮秒雷射的「聚焦探頭模式」對於毛孔粗大、細紋、凹疤也很有效果。近 40% 的青春痘都會留下大小不一的疤痕,這是因為皮膚中的膠原蛋白流失所造成的。聚焦探頭模式能深入真皮層,促進膠原蛋白增生,而不會破壞皮膚表皮層,而膠原蛋白的增生能讓毛孔粗大、細紋、凹疤的狀況得到改善。

也因為皮秒雷射的高療效(縮短療程次數)與短脈衝(熱傷害少、恢復期快),所以很多人利用午休息時間做,因為術後根本看不太出來,所以又被稱為「午休醫美」(使用一般模式,未使用聚焦探頭的狀況下)。

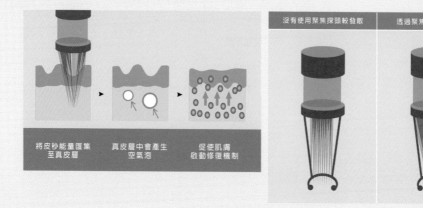

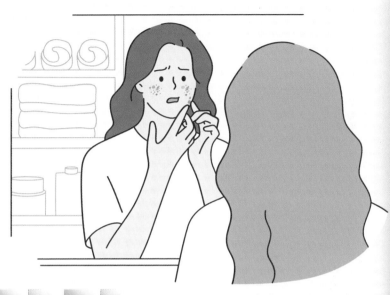

案 例 分 享

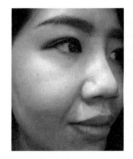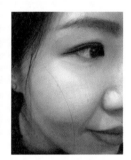

照片由王小姐提供：左圖為皮秒雷射術前，中間為
當天術後，右圖為術後 7 天

更多皮秒雷射案例

星醫美學集團

We Make Sense 真心做好美件事

星醫美學集團於2008年創立，是在台灣近五年成長率與規模獨占鰲頭的醫美集團，由林信一與洪子珺夫妻共同創辦，星醫美學從「醫療服務」角度切入，以醫美做為核心業務，結合網路KOL行銷管理系統與實體店面客戶體驗優化系統，發展出獨特

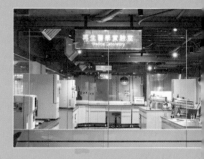

經營模式。2022年更積極深化人工智慧技術，期待進一步掌握市場先機，透過線上科技收集、分析數據，提供對用戶真正有用的健康解決方案，並與各大醫、醫美、眼科、牙科等策略聯盟，總用戶會員數超過40萬名，在兩大核心技-AI智能與濃縮技術領先業界。

2020年正式投入大健康領域，專注精準醫療及預防醫學，並成立再生醫學實室作為基礎，提供完整預防醫學及濃縮技術服務，努力的方向就是讓好的技術早介入，不讓用戶在痛苦的狀況下才尋求醫療協助，滿足市場需求。展望未來將持續深耕醫療經營、擴大高端醫療服務領域、串聯新事業體的拓展，立足台，放眼華人世界！

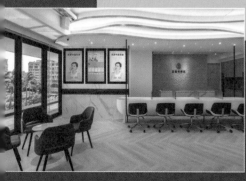

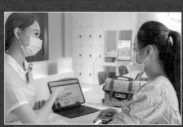

官 方 網 站

超預防醫學
改變命運的新醫療法，重返青春的關鍵對策

作者：林信一 / 洪子琄 / 鄭慧正 / 吳孟憲 / 張聰麒 / 林主培
傅筱芸 / 林道隆（按文章先後排序）

總策畫：林信一

出版：早安健康股份有限公司
總編輯：林文玲
主編：王之義
執行企畫：江怡娟
行銷專員：李柏瑩
地址：23143 新北市新店區北新路三段 213 號 15 樓
讀者服務專線：02-2912-8060

總經銷：聯合發行股份有限公司
電話：02-2917-8022
傳真：02-2915-8614

定價：360 元
出版日期：2023 年 1 月

國家圖書館出版品預行編目 (CIP) 資料

超預防醫學：改變命運的新醫療法，重返青春的關鍵對策 / 林信
一，洪子琄，鄭慧正，吳孟憲，張聰麒，林主培，傅筱芸，林道隆
作 . -- 新北市 : 早安健康股份有限公司，2023.01
　面；　公分
ISBN 978-986-89906-9-2(平裝)

1.CST: 預防醫學 2.CST: 保健常識

412.5　　　　　　　　　　　　　　　　　111021404

本書如有缺頁、破損、等問題請寄回更換。